·老中医名著·

现代著名老中医名著重刊丛书

朱南孙 朱荣达 编著
朱小南工作室 整理

第一辑

朱小南

妇科经验选

人民卫生出版社

图书在版编目(CIP)数据

朱小南妇科经验选/朱南孙，朱荣达编著. —北京：人民卫生出版社，2005.8
(现代著名老中医名著重刊丛书 第一辑)
ISBN 978-7-117-06964-9

Ⅰ.朱… Ⅱ.①朱…②朱… Ⅲ.①中医妇科学－医案－汇编②中医妇科学－医论－汇编 Ⅳ.R271.1

中国版本图书馆 CIP 数据核字(2005)第 079113 号

门户网：www.pmph.com	出版物查询、网上书店
卫人网：www.ipmph.com	护士、医师、药师、中医师、卫生资格考试培训

现代著名老中医名著重刊丛书

第 一 辑

朱小南妇科经验选

编　　著：朱南孙　朱荣达
出版发行：人民卫生出版社（中继线 010－59780011）
地　　址：北京市朝阳区潘家园南里 19 号
邮　　编：100021
E－mail：pmph @ pmph.com
购书热线：010－59787592　010－59787584　010－65264830
印　　刷：河北博文科技印务有限公司
经　　销：新华书店
开　　本：850×1168　1/32　　印张：7
字　　数：149 千字
版　　次：2005 年 10 月第 1 版　　2024 年 11 月第 1 版第 18 次印刷
标准书号：ISBN 978－7－117－06964－9/R·6965
定　　价：14.00 元
打击盗版举报电话：010-59787491　E-mail：WQ @ pmph.com
（凡属印装质量问题请与本社市场营销中心联系退换）

出版说明

秦伯未、施今墨、蒲辅周等著名医家，既熟通旧学，又勤修新知；既提倡继承传统中医，又不排斥西医诊疗技术的应用，在中医学发展过程中起到了承前启后的作用。这批著作均成于他们的垂暮之年，有的甚至撰写于病榻之前，无论是亲自撰述，还是口传身授，或是其弟子整理，都集中反映了他们毕生所学和临床经验之精华，诸位名老中医不吝秘术、广求传播，所秉承的正是力求为民除瘼的一片赤诚之心。诸位先贤治学严谨，厚积薄发，所述医案，辨证明晰，治必效验，不仅具有很强的临床实用性，其中也不乏具有创造性的建树；医话著作则娓娓道来，深入浅出，是学习中医的难得佳作，为近世不可多得的传世之作。

由于原版书出版的时间已久，已很难见到，部分著作甚至已成为学习中医者的收藏珍品，为促进中医临床和中医学术水平的提高，我社决定将一批名医名著编为《现代著名老中医名著重刊丛书》分批出版，以飨读者。其中"第一辑"收录13种名著：

《中医临证备要》　　《施今墨临床经验集》

《蒲辅周医案》　　《蒲辅周医疗经验》

《岳美中论医集》　　《岳美中医案集》

《郭士魁临床经验选集——杂病证治》

《钱伯煊妇科医案》　　　　《朱小南妇科经验选》
《赵心波儿科临床经验选编》《赵锡武医疗经验》
《朱仁康临床经验集——皮肤外科》
《张赞臣临床经验选编》

这批名著原于20世纪60年代前后至80年代初在我社出版，自发行以来一直受到读者的广泛欢迎，其中多数品种的发行量都达到了数十万册，在中医界产生了很大的影响，对提高中医临床水平和中医事业的发展起到了极大的推动作用。

为使读者能够原汁原味地阅读名老中医原著，我们在重刊时采取尽可能保持原书原貌的原则，主要修改了原著中疏漏的少量印制错误，规范了文字用法和体例层次，在版式上则按照现在读者的阅读习惯予以编排。此外，为不影响原书内容的准确性，避免因换算造成的人为错误，部分旧制的药名、病名、医学术语、计量单位、现已淘汰的检测项目与方法等均未改动，保留了原貌。对于犀角、虎骨等现已禁止使用的药品，本次重刊也未予改动，希冀读者在临证时使用相应的代用品。

人民卫生出版社
2005年7月

前　言

先父朱小南先生，原名鹤鸣，生于1901年，卒于1974年。幼时在南通乡间私塾读书10年，后随先祖南山公习医，刻苦勤奋，悉心钻研，20岁即在沪应诊，统治内、外、妇、儿。中年专长妇科。1952年10月参加上海中医门诊所（即第五门诊部前身），任妇科特约医师。主张治病务求其本，以调脏腑之气为重，而调肝尤为首要。认为妇人病多隐微，必须详问细察、诊断确切，则用药无不中鹄。

1936年，先父协助先祖斥资创办新中国医学院，培养的人才，遍及全国各地。1961年前后，我们于诸同学建议下，始致力收集先父验案，襄助其整理缮写。当时大部分都经先父过目甄审勘改。1974年先父病故。1977年我们再作修改整理，结合其生平医话、论述选送上海中医学院，列入“老中医临床经验汇编”中。今蒙北京人民卫生出版社大力支持，出版单行本。鉴于我们水平有限，所整理之医案论述中，定有不少错误缺点，深望同志们提出宝贵意见。

朱南孙

1980年6月

目　　录

医　案

月 经 病

一、经行发热

经行发热，一般属于内伤居多；如有外感，必有表证，而且发热也不会如此规律性。临诊间本症多属阴虚火旺、都见潮热，但也有肝热实证。下面即为一个典型病例：

于某，21 岁，未婚，工人。门诊号：38017。

初诊：1962 年 2 月 9 日。患者平素娴静寡言，月经向来超早，拖延日期颇长。1961 年 8 月开始，经水 20 天一转，经行时兼发高热，并有胸满、胁胀甚至呕吐的症状，经历 10 日，经净后发热亦退，每月如此，成为规律。发烧渐次加重，在安徽宿东某医院诊治时，曾测得体温高至 40℃，心烦头眩，面红目赤，甚则昏厥，隔时方醒。曾经医治无效，精神颇受威胁，1962 年 2 月间返沪来治。初诊时已届临经前期，症见精神不舒，胸闷胁胀，口鼻干燥，脉象弦数。根据证象，诊断为肝热型的经行发热。

推敲本症病机是：患者素来性格沉静，有不如意事抑郁于怀，肝郁则气滞，在经期中这种现象更为显著。肝脉络于胆，散布于胁间，所以常见胁胀；木郁则横逆，逆则克土，因此兼见胸闷呕吐；相火附于肝木，木郁日久易于化火，引起高烧；火性上炎，故头目眩晕，甚则昏厥。治以疏肝清热法。

柴胡4.5克　青陈皮各4.5克　归身6克　赤芍6克　枳壳4.5克　制香附9克　炙甘草3克　白术6克　川朴2.4克　青蒿6克　黄芩9克

按：上方是根据柴胡疏肝散（见《笔花医镜·卷二·肝部》。药物组成为柴胡、陈皮、川芎、赤芍、枳壳、香附、炙草）而来。因为即将临经，防止动血，所以将川芎改为归身。胸闷不舒，苔又带腻，湿热蕴于内，加白术、青皮、川朴。又以热象渐显，乃加青蒿、黄芩，这样既可清肝热、疏气郁，又能宽胸和胃、防止呕吐。

服药时月经来临，服2剂后效不显著，热势燔盛，口鼻燥热犹如喷火，头目眩晕，又将出现热厥现象。二诊时研究其证象，因肝经直上巅顶，肝火上扰，又有动风之趋势，再三考虑，乃于上方加钩藤18克（后下）以平肝熄风，并增强清热的功效。服2剂后据诉头目清凉。随访，每月经来不再发热，证明获得了长期疗效。

本症治疗过程中，仅加一味药，而对疗效出入颇大，说明用药必须斟酌考虑。初诊时曾用蒿、芩清热，蒿、芩虽入肝经，但对风火附木沿肝经上扰之证，效逊于钩藤。钩藤能平肝熄风、解除心热，对肝热型经行发热有良好的功效。李时珍《本草纲目》钩藤条载：“惊痫眩晕，皆肝风相火之病。钩藤通心包于肝木，风静火熄，则诸证自除。”所以不用钩藤则药效不显，用药应如桴鼓。

应用钩藤尚须注意一点——本品宜于后下。若煮沸

20 分钟以上，有效成分则逐渐丧失。用量亦宜在 12 ~ 24 克间，重症可用 30 克，过轻者效不显著。

二、痛经

痛经为妇科常见疾病，大多发生于青年妇女，甚至也有初次转经之少女即得此症，缠绵难愈。但如能掌握治疗方法，奏效亦速，下面是一个例子：

黄某，23 岁，军人。由于经行受寒引起每次经转腹痛颇剧，引起经来腹痛，乃于 1962 年 1 月间前来就诊。共诊疗 4 次，痛势见瘥，下面为四诊医案：

初诊：1 月 14 日（第 1 个月）。经水惯后，每次临经腹痛颇剧，腰酸、经来量少不畅，夹有紫红血块。经期将近（1 月 14 日），已有预兆，脉象沉细而带弦，舌苔薄白。症系胞宫虚寒，冲任气滞。治当温经理气。

陈艾 6 克　制香附 9 克　当归 6 克　续断 9 克　白芍 6 克　熟地 9 克　煨木香 4.5 克　台乌药 6 克　川楝子 9 克　黄芪 9 克　肉桂 2.4 克

二诊：2 月 24 日（第 2 个月）。上月服药后，经来腹痛已减，本月 21 日经水届期而来，血块已少，经来亦爽，腹痛仅半日，痛势亦缓，业已获效。治宗前方意，养血温中疏肝理气。

制香附 9 克　郁金 9 克　丹参 9 克　陈艾 9 克　乌药 6 克　川楝子 9 克　枳壳 4.5 克　熟地 9 克　陈皮 6 克　吴茱萸 6 克　白芍 6 克

三诊：3 月 22 日（第 3 个月）。服二诊方后，小腹颇感温暖，本月 21 日经水届期而临，腹已不痛，胸闷腰酸等症亦减，病已大好。治拟疏肝理气，以巩固疗效。

制香附 9 克　陈皮 6 克　乌药 6 克　枳壳 4.5 克　熟地

9克　白术6克　煨木香4.5克　川楝子9克　续断9克　狗脊9克　陈艾4.5克

复诊：4月21日（第4个月）。调理后经水已准，腹痛已减，此次经水又将应期而来，有小腹坠胀等预兆，精神疲倦，治拟调肝肾健脾胃。

当归6克　白术6克　白芍6克　制香附9克　续断9克　紫丹参9克　仙灵脾9克　巴戟天9克　制黄精9克　新会皮6克

服后据患者自述：服药调治过程中，第1个月痛势虽差而痛期仍有2日，第2个月则痛缓而痛期仅半日，第3个月不仅痛经愈，而经期亦佳，第4个月服药后经水即来，腹亦不痛，精神亦振。

按：痛经为一种自觉症状，以临经腹痛为主症。本病病因有虚有实，有寒有热，症状也颇复杂，有兼乳胀，有兼呕吐，但其间以虚寒气滞型较为多见，上案即是一例。经期饮冷、淋雨、受寒，都是引起本病之因素，隋朝《诸病源候论》即谓："妇人月水来腹痛者，由劳伤血气以致体虚，受风冷之气，客于胞络……风冷与血气相击，故令痛也。"宋朝陈自明《妇人良方》云："妇人经来腹痛，由风冷客于胞络冲任。"患者过劳、身体虚弱，复于经期中受寒而气血阻滞，不通则痛，形成痛经。

辨证方面，寒证痛经以经水偏后者居多，经水不畅而有小血块，痛时常感小腹虚冷，以热水袋置于痛处则感舒适。上例治疗则以艾附暖宫丸(《沈氏尊生书》方：艾叶、香附、当归、续断、吴茱萸、川芎、白芍、黄芪、地黄、官桂）为主，盖遵温而通之的法则，用芪、地补气血，当归调经，续断调肝肾，香附理气行滞，官桂、陈艾等温宫暖胞，使气血寒滞得温暖而恢复正常运行，通则不痛，同时也使郁滞的经水瘀块得以畅下，痛经遂告痊愈。

治疗痛经，不仅重视辨证分型，且掌握医治时机也是非常重要的。中医学很早就主张在适当时期内用药。如《素问·刺疟》云："凡治疟先发，如食顷，乃可以治，过之则失时也。"治疟如此，治痛经亦不例外。上例为虚寒气滞型痛经，在临经初期，小腹冷痛、经来不畅时用药，最为妥当。与寒证治疗时机相同，则为血瘀型，两者都有气滞血阻现象，所以也应在行经初期，经水涩滞、腹痛剧烈、夹有瘀块时服药。一般服用活血调经药如山楂、枳壳、川芎、当归尾、乳香、没药、青皮、桃仁、红花等，使引起经行不畅而腹痛之瘀滞得以化散，经水恢复通畅，腹痛也就可自然消失。

至于虚性痛经，无论为气虚或血虚，甚至冲任虚弱，都是由于身体虚弱而引起，以致经来腹痛，所以体虚是本，经痛是标。《素问·阴阳应象大论》即有"治病必求其本"的原则。因此宜于平时服药，气虚用参、芪、术、苓；血虚用归、地、芎、芍；冲任虚弱用紫河车、鹿角霜、巴戟肉、仙灵脾等药；再略加苏梗、陈皮、木香、砂仁等行气醒脾药为辅。上药使身体强壮，到经行期间不一定要服药，痛经也会一次比一次减轻，达到痊愈之目的。

引起痛经另一个重要因素为气郁，治法又与以上相同。

三、经来腹痛昏厥

痛经由于病因和体质的各个不同，出现的症状有轻有重。下面是严重的一例：

王某，23 岁，医师。门诊号：50258。

12 岁月经初潮时，即经来腹痛，逐年痛势渐趋加剧，经来提早，临经前先有预兆，出现精神不舒、胸闷胁胀、食欲不振、腰酸带下等症状，经来时有时吐泻交作，有时痛极引起手足抽搐，昏厥不醒而送急诊，经量尚正常，惟初期略有小血块。

1963 年就诊时，据述，昏厥已数度发作，同时期中时有赤白带，平时则多白带。按脉为细弦，舌苔薄白。诊断为肝郁脾虚、带脉不固的经痛。处方有二：

1. 经期前有预兆时服，采用疏肝和胃法。

制香附 9 克　郁金 6 克　当归 6 克　白芍 6 克　延胡索 6 克　乌药 9 克　川楝子 6 克　净乳没各 6 克　苏梗 6 克　煨木香 4.5 克　焦山楂 9 克

2. 期中服，采用健脾束带法。

白术 6 克　陈皮 6 克　茯苓 9 克　黄芪 9 克　当归 6 克　苡仁 12 克　樗白皮 9 克　海螵蛸 9 克　仙鹤草 9 克　黑地榆 12 克　川柏 6 克

3 个月后带下减少，痛经亦较前缓和，有时已无痛感。

按：痛经一般本月服药，隔月见效，能本月调治而下月经来时痛缓，已可谓有效，必须按月调治，直至不服药而在较长时期中不再发作，方属痊愈。上例肝郁脾虚型痛经，治疗以疏肝为主，健脾为辅。以当归养阴调经，香附、郁金、延胡索、乌药、川楝子疏肝理气，使其郁滞的气血得以恢复正常；乳香、没药止其剧烈疼痛，复有温胃催进食欲之功；焦山楂能消食活血，使经来舒畅；苏梗、木香健脾和胃，并止吐泻。此外，因带脉起于季胁，绕身一周，其循行部位与肝脾二脏相连，肝气郁滞、中气不足，均能影响带脉，引起带下连绵，所以另服健脾束带药：用芪、术、陈、苓补中气健脾胃，以当归温煦带脉，薏苡仁利湿健脾，樗白皮、海螵蛸止涩以固托带脉，黄柏清带脉之湿热余滞，仙鹤草、黑地榆制止赤带。

凡属肝郁型痛经，治疗应在先兆期，在经前有胸闷胁胀、小腹坠痛时即宜服用疏肝理气药。因肝郁则气滞，气为血帅，血随气行，气滞则血亦滞，气血阻滞引起闷胀疼痛。用上药后使肝木条达，气血运行恢复正常，不仅可以使行经期间痛感减轻，还可以使经水畅行、经期正常。一般可以从出现预兆时起，直服至行经初期止，然后到下次经前再行服药。经过几个疗程，而获痊愈。

痛经愈后，更须注意经期卫生，避免过劳，保持精神愉快，谨避风寒，勿食生冷及有刺激性的食品，以巩固疗效，防止宿疾复发。

四、经期腹痛兼口鼻燥痛

经期腹痛，因疼痛的部位和兼证的不同，治疗也是不同的。下面是选择一则腹痛而口鼻燥痛的病例介绍治疗的经过。

张某，25岁，已婚。医务工作者。

月经于11岁时初潮，最近3年来因抑郁而经来常伴腹痛，越来越剧，经前有腰部及四肢酸楚先兆，临经兼有口鼻燥痛，剧甚时引起口苦及上吐下泻等症状，经期亦渐趋早，因腹痛不可忍，乃来就诊。

初诊：1955年11月29日。诊时一手按腹部。据述，痛势于经来第1日最剧，量少不畅，略有瘀块；今为第2日，经来量稍增，色红，胸闷心烦，精神不舒，口鼻燥热如裂，口干而有苦味。按脉为弦数，舌质红苔黄，乃用手电筒照其口鼻，发现粘膜红肿，吐气灼热。诊断为肝胆郁热型痛经。治以疏肝理气，健脾清热法。

当归9克　白芍6克　生地12克　黄柏9克　制香附9克　延胡索6克　焦白术6克　川断9克　杜仲9克　茯苓9克　陈皮6克

诊后，嘱其在经水先兆期感觉腹胀、腰部及四肢酸楚时前来医治，处方如下：

当归9克　生地12克　赤芍9克　丹皮12克　制香附9克　黄柏9克　延胡索9克　广木香4.5克　杜仲9克　续断9克　茯苓9克

服后不仅经水准期、腹痛缓和，口鼻燥亦好转。

按：本症由肝郁引起，肝喜条达，宜疏泄。肝木郁滞，日久易化为火，而肝与胆为表里，《备急千金要方》谓："左手关上脉阴阳俱实者，是厥阴与少阳经俱实也，病苦胃胀呕逆，食不消，名曰肝胆俱实也。"肝胆郁热，腹痛口苦、胸胁胀闷外，常致吐泻，并引起口鼻燥热。治疗宜在经前，用疏肝理气药，可以解除胸闷胁胀；并因气行则血亦行，使经水来临时，不致阻滞、减少痛感。第一日所以腹痛剧烈即为气滞经水不畅，故香附、延胡索得以中选。黄柏用以清解肝胆郁热，消除胃肠灼热现象。热伤阴血，月经因此偏早，用当归、生地，养阴调经，使能恢复正常。川断、杜仲用以补肝肾，壮腰膝。肠胃不健，易致吐泻，木香、茯苓，健脾和胃，促进食欲。由于经期服用，故用丹皮、赤芍，以凉血行滞、解郁热、导经水；而在初诊时因已在行经第2天，经来稍爽，所以不用丹皮，并改赤芍为白芍，因其具有养血缓中、柔肝止痛之功。

五、经来绕腰如绳束紧痛

妇科疾患与奇经的关系殊为密切，因妇科病多发生在腰部以下，而奇经多盘踞在小腹部，地区毗邻也。

王某，15 岁，学生。

月经于 14 岁初潮即感经来腹痛，痛的部位与一般痛经不同。普通痛经是少腹疼痛，而且经来 1～2 日后痛经减轻或全然不痛；王女的腹痛部位是绕腰一周，似有绳子紧束，而且痛的时间很长，从临经直到经净。临经期内，面色皖白，食欲不振。

初诊：1963 年 8 月 27 日。据述月经一般超早，量亦较多，现已将临经期，预感胸闷腰酸，小腹坠胀，绕腰一周紧张感，舌苔薄白，脉象细弦。依照疼痛的部位，诊断为经来带脉疼痛；治以疏气滞，缓带脉法。

当归6克　白芍9克　炙草3克　制香附9克　郁金6克　焦白术6克　延胡索6克　台乌药9克　枳壳4.5克　苏梗6克　巴戟天9克

服 2 剂后经水来潮，因量较多，复用上方加仙鹤草12克、陈阿胶9克，并嘱其下次临经时再来诊治。先后共调理 3 个月，至 11 月间经来准期，量亦恢复正常，带脉疼痛已告缓解，基本上已告痊愈。

按：带脉属奇经八脉之一，起于季胁，绕身一周，似箍桶的圆环。它总束诸脉，尤其对腰以下诸脉有提系作用。带脉弛缓，则中气不足，小腹部脏腑容易下垂，并有出现“腹满，腰溶溶若坐水中”。相反的，带脉经络阻滞可出现拘急的情况，引起绕腰酸痛，有紧张而急迫感。上述病例，疼痛沿带脉的循行部位，并有扎紧之象，犹如绳束。

其病理机制，首先是肝木郁结，肝郁则肝经气滞。肝脏与带脉不仅地位相近，而且经络也相通。带脉的主要两穴，一为章门穴，一为带脉穴。前者属肝经，后者属胆经。所以，肝气积滞，带脉也相应受到牵连，临经时带脉阻滞的现象特别显著，于是绕腰一周出现疼痛、拘急、紧张等一连串的征象。

治疗是针对两个方面，一是缓带脉的拘急，一是疏肝经的郁滞。前者的主方是张仲景的芍药甘草汤，其间芍药《别录》谓其能“缓中”，而王好古认为治“带脉病苦腹痛满”。《药征》谓：“主治结实而拘挛也。旁治腹痛头痛，身体不仁，疼痛腹满，咳逆下利肿脓。”甘草性甘平，甘能缓急，《药征》谓：“主治：急迫也，故治里急、急痛、挛急。而旁治厥冷烦躁，冲逆之等诸般迫急之毒也。”仲景用芍药合甘草，则缓急之力更著，如对脚挛急，“更作芍药甘草汤与之，其脚即伸”(《伤寒论》第 31 条)。历来治带脉拘急的方剂中，多未能脱离此二味药，如《傅青主女科》中治少腹急迫不孕的宽带汤（白术、巴戟肉、补骨脂、人参、麦冬、杜仲、熟地、苁蓉、白芍、当归、五味子、建莲）中即用芍药。其次为疏通肝经的郁滞，用香附、郁金、乌药、延胡索等药，都能理气行滞，气血运行正常则疼痛亦可消失。此外引用当归，一用以调经，使月经准期，二因其能补养带脉。清代叶天士认为本品为宣带脉之主药(《临证指南医案》)，信然。

六、经来两手掌背起疱发痒

临经期间出现各科特殊症状，颇为错综复杂。但下面的情况，在朱老40余年临证间，仅见1例，值得介绍出来以供参考。

樊某，38岁，已婚，营业员，丧夫。

患者经来除腹部胀痛外，更有一特殊现象，即是两手的掌背起疱发痒，经净后即退，近10月来每月如此。

初诊：1963年7月4日。察其体格颇为结实，精神不舒。据其自述，上次经水为6月8日来，现又将届临，已有预兆，感觉胸闷胁胀，纳谷不香，腰酸神疲。按其腹则略有作胀，切脉为虚弦，舌苔薄黄。又述发作时瘙痒难堪，夜寐不安。证属肝木郁结，湿热内蕴；治用疏肝解郁健脾清热法。

柴胡4.5克　当归9克　白芍6克　白术6克　茯苓9克　甘草2.4克　桂枝4.5克　钩藤12克（后下）　制香附9克　郁金6克　苏梗4.5克　乌药9克

服后胸胁较宽，腰酸腹痛已好，惟感食欲不振，小腹坠胀。仍用上方去甘草加鸡内金，服后经水即来。此次腹痛缓和而掌背亦未起疱，为10个月来第1次出现的好现象。复用上方加鸡内金、合欢皮，再连服2剂。后经3个月的观察，经来腹痛现象已好转，而且掌背起疱等症状未见发作。

按：本症病机，主要肝为刚脏，性条达，喜疏泄，又司血液的贮藏与调节，遏抑则痛。难于疏泄而成郁积，木郁则气滞，气为血帅，气滞则血也滞，气血阻滞，四肢末梢首当其冲，患者的掌背本颇敏感，复因气血郁滞而湿热内蕴，所以在经期间出现起疱瘙痒的症状。

治疗首先做思想工作，解除郁闷情绪，然后服药，事半功倍。处方以逍遥散(《集成》方：柴胡、当归、白芍、白术、茯苓、甘草、姜、薄荷）为主，化其郁、清其热，而其中术、苓又有理湿的功能。至于加桂枝，则根据仲景当归四逆汤（当归、桂枝、芍药、细辛、大枣、甘草、通草）而来。桂枝性味辛甘温，能横走四肢，温经通络，治痛风，去皮肤风湿；配当归、芍药养阴补血，对四肢末梢气血不行而受寒发生的冻疮，极有效。盖取其温通四肢之功，而本症为气血郁滞，末梢循环受阻而起，试用后亦复奏效。用钩藤，不仅清肝热，而且也能解除四肢末梢的敏感。近人有用本品合天麻治头皮瘙痒症而奏效者，亦本乎此意。复用香附、郁金、苏梗、合欢皮等以理气行滞，解郁宁神，用上述处方后，掌背过敏现象不再发作，经来腹痛亦已好转，证明药贵中鹄，则奏效颇验。

七、临经头痛

临经腹痛的患者极多，而临经头痛，亦不少见，一般多为微感胀痛，惟下面的病例则疼痛颇为剧烈，故特介绍如后：

陈某，34岁，已婚，工人。

婚后未孕，经期尚准，惟量少色淡，而每临经期，头部疼痛如锥钻刺，几不能忍，规律性发作已数年，常需经期请假，影响工作。于1960年6月前来门诊。

就诊时适值临经前，头痛如裂，用布紧束额部，如新产妇然。据述上月于2日经转，刻又将临，头痛异常，乳部作胀，腰酸肢楚，咽干口燥。切脉细弦而数，舌质红，苔薄黄。依照症状诊断为肾亏肝旺，水不涵木。嘱在每次行经先兆期直至临期，为最适当的治疗时机，每月服药4天。现将3个阶段的治疗过程介绍如下：

第1次：以头痛内热经来不爽为主症，治以平肝清热疏肝调经法。

嫩钩藤18克（后下） 明天麻2.4克 川芎4.5克 生石决24克（先煎） 白芍9克 川牛膝9克 枸杞子9克 滁菊花6克 合欢皮9克 茯苓皮9克 省头草6克

第2次：上次经期服用平肝清热药后，此次经来日期推后10余日，但经前头痛已缓和，所以来时已不扎头布。据述：刻尚有乳部发胀、腰酸神疲等症，与上次相比，已轻快不少。现经量不多，色淡红，脉象细弦，苔薄黄。治疗用疏肝理气，潜阳清热法。

嫩钩藤18克（后下） 石决明24克 陈青蒿9克 夏枯草9克 制香附9克 广郁金6克 橘叶核各6克 白蒺藜9克 穞豆衣12克 合欢皮9克 杜仲9克

第3次：服药后隔3个月又来复诊。头痛已愈，3次临经未曾发作，症已大好，乳部作胀也已日渐减轻。此次经来，仅感头眩腰酸，精力疲乏，经量则仍不多，色亦较淡。脉虚细，苔薄白。治以滋补肾阴养血扶土法。

全当归6克 大熟地9克（砂仁2.4克拌） 山萸肉9克 女贞子9克 白芍6克 茯苓9克 穞豆皮9克 焦白术6克 川芎4.5克 巴戟肉9克 嫩钩藤9克（后下）

经过这次调理后，症已痊愈。

按：肝为将军之官，其滋生于水，疏养于土，阴常不足，阳常有余，平日赖肾水以滋养，柔其刚悍之性。上例证属肾阴亏损，血衰水亏，所以经来量少，色亦浅淡；肝木乏水濡养，肝阳遂致偏亢，沿经络直上巅顶，每次临经头痛剧烈，患者痛苦异常，几不能忍。急则治标，所以第1阶段以平肝潜阳为主，抑制其上扰之势，以缓解头痛，处方用天麻钩藤饮（天麻、钩藤、生石决、生栀、黄芩、牛膝、杜仲、益母草、桑寄生、夜交藤、朱茯神）加减，使偏亢的肝阳得以下降。第2阶段，肝阳头痛已减，现象好转，但肝郁不舒、乳胀的症状显著，所以采用疏肝化郁法，酌加平肝潜阳为辅。用合欢皮以入厥阴，香附、郁金、橘叶、橘核等疏通经络气滞，使胸胁部肝经的气血得以恢复正常运行，以解除胸胁闷胀及乳部作胀的症状；再用钩藤、石决、青蒿、夏枯草等平肝潜阳，免其复燃。第3阶段，由于调治后肝郁症状业已好转，但肾水亏损情况仍然存在。若不滋水养血治其根本，则不能涵木，肝阳仍能复作。所以用治子益其母的方法，采用调补肝肾为主，用山萸肉、女贞子、熟地等滋补肾阴，当归、川芎、芍药等调经养血，钩藤等潜阳平肝，术、苓健脾胃、益中宫。服后获效，使这顽固性的经来头痛，是以霍然解除。

八、临经音哑

临经音哑，临证间颇罕见，曾遇1例，而其平时并无咳嗽等症状。

彭某，36岁，已婚，工人。

患者15岁月经初潮，经水一般超早，经前有胸闷胁胀、腰酸腹痛等预兆，经来量不多色淡。更有一特殊现象，经来时声音低哑，经净后恢复声响。平时精神不舒，时有头晕目花，腰膝酸楚现象。身体矮小，面色萎黄，头发枯干、脱落，乳部萎缩，说话时声音嘶哑。据述：现小腹坠胀而痛，腰酸特甚，咽干口燥，小便频数。脉象沉弱而带弦，舌质淡苔少。证属肾亏肝郁，肺阴不足，治用滋润肺阴疏肝固肾法。

潞党参9克　当归6克　熟地9克　玄参6克　白芍6克　香附9克　川芎4.5克　巴戟肉9克　麦冬6克　茯苓9克　炒乌药9克　玉蝴蝶0.9克　金果榄9克

服2剂后，经水已来，而声音稍响，与上次经行时大异。在第2次经来前再用上法加减施治，声音未再发哑。证明已获疗效。

按：声音嘶哑，也就是失音。古称为“瘖”或“喑”，都是音哑。咽喉是肺脏呼吸经过的部位，与肺的关系殊为密切。其嘶哑的原因，一般分为外感和内伤二种。外感为外邪侵肺，肺气壅塞不宣，所谓“金实不鸣”。内伤多为肺阴虚损，所谓“金破不鸣”。

本症经来音哑，肺阴亏损是最直接的原因。所以音哑外尚有咽干口燥的现象，说明咽喉缺乏津液滋润。而有虚火上炎的症状，是肝郁化火，使肺阴灼涸而形成的。况且肝经间接与发声亦有联系。足厥阴的经络上循喉咙之后，肝经气滞，能使声音低哑。平时，每逢情绪过分激动的时候，往往讲不出话来，也能引起暂时性音哑。《素问·大奇论》云：“肝脉骛暴，有所惊骇，脉不至若瘖，不治自已。”本症在经来时肝郁气滞的情况显著，音哑也就发生，经净后肝郁的程度减轻，声音也就恢复正常。

另有一个因素是肾气虚亏。足少阴的经络是上循咽喉，不论肾阳虚或肾阴虚都能导致音哑，因为足少阴与发音有关。《素问·奇病论》云：“胞络者系于肾，少阴之脉，贯肾系舌本。”阳虚的，因发音根源于肾间的动气，阳气不足，肾气不能上达，声音便哑。《素问·脉解》所谓“入中为瘖者，阳盛已衰，故为瘖也。”至于阴虚的也能引起音哑，因阴虚则水不涵木，木失水润，肝阳上亢，虚火上炎，发生音哑。经水来时，血海较平时充盈，肾经受到影响，音哑现象显著。经净后血海空虚，音哑的情况也就消失。

治疗是综合以上致病因素，对证下药。一因肺阴虚亏，用生脉散（人参、麦冬、五味子），但患者在经期，经水向来量少而不畅的，所以不用酸敛的五味子，改用玄参和潞党、麦冬以滋润肺阴；二是有落发、腰痛、乳部萎缩等症状，是肾气虚弱，用巴戟肉壮肾气，当归、熟地补肾阴；三因有经来胸闷胁胀、腹部胀痛等症，说明肝郁气滞，经行不爽，所以用香附、乌药、川芎、白芍，疏肝行滞，调经止痛；四因虚火上炎，咽喉部干燥失音，本拟用青蒿、白薇，后思玉蝴蝶、金果榄为治失音的专药，一般用于外感热咳音哑，或高声叫嚷损伤声带以致声音沙哑，性味多为苦寒，但究不及芩、连，此次试用少量加于玄参、麦冬等润肺药中，用后竟获良效，益能清虚火、润音带的缘故。

玉蝴蝶又名木蝴蝶，是木蝴蝶树种子的膜片，形如洁白蝶翅，质薄而透明。一般用 0.9～1.5 克。有清肺开音、平肝理气之功效，用于上症，颇为适合，因兼能行滞止痛之故。金果榄，并非果实，而是金果榄藤的块根，功能清火解毒、润喉开音，用量为 3～9 克。

九、经前乳胀

经前乳胀在妇科月经病中是较为多见的症状，得此症者十有五、六是兼有不孕症，往往将乳胀治愈后，旋即怀孕。

陈某，30 岁，已婚，工人。门诊号：30079。

初诊：1960 年 8 月。婚后未孕，经前乳胀，有时且有结块，胸闷胁痛，纳谷不香，苔薄黄，脉细弦。一般于行经 1、2 日后，以上诸症均消失，而于下次行经前 3 ~4 日，又告发作，月月如此，已成规律。此乃肝郁胃阻，治用疏肝和胃法。

焦白术6克　新会皮6克　茯苓皮9克　白芍6克　苏梗6克　制香附9克　广郁金6克　合欢皮9克　橘叶核各6克　路路通9克　炒枳壳4.5克

上方嘱于经前始感乳胀时服用，直服至行经第 1 天为止，服药后乳胀已好，半年后怀孕。

按：经前乳胀，患者颇多，而古来医籍中记述本症颇罕见，其原因有二：一因本症从表面看来，并不严重，一般在经来后，即使不服药亦能消失，所以忽略而未重视；二因封建社会中妇女害羞，乳胀情况不肯直言。但从临床所见，本症每与孕育有关，半数以上兼有不孕症。

病机方面，乳头属足厥阴肝经，乳房属足阳明胃经，肝气郁结，横逆犯胃，于是肝郁胃阻，由经络上反映于乳部，出现经前乳胀。

肝经除与乳病有关外，复与某些生殖疾患有关。《灵枢·经脉》说：足厥阴肝经的循行部位，“循股阴、入毛中，过阴器，抵小腹，挟胃、属肝、络胆，上贯膈，布胁肋……。”由于绕络阴器，所以于生殖部位有联系，《素问·痿论》中也曾提及男女生殖器官部位的病，如宗筋痿、白淫等，都与肝经的病变密切相关。肝木郁结，经络气滞，在胸胁部则胸闷胁胀、乳部胀痛，在小腹部则影响任脉（任脉的腧穴如曲骨、关元、中极等，皆与肝经相会），引起不孕。治疗当按照治病必求其本的原则，以疏化郁结、行气导滞为主，制香附、广郁金、合欢皮、炒枳壳、香橼皮均可入选。兼有食欲不振、消化不良等脾胃症状可酌加陈皮、茯苓、白术等药常能收效。

一般乳胀甚的，在疏肝和胃药中酌加橘叶、橘核、路路通、丝瓜络等即可。橘叶为橘子之叶，味苦性平，能疏肝解郁、行气消结，为治本症要药，兼可治乳痈。橘核为橘瓤内之果核，味苦性温，功能温化消结，治本症外兼可治疝气及阴核肿痛。路路通为枫树的果实，圆形有刺，壳内有核，多孔穴如蜂窝。所以又名九孔子，味苦微涩性平，有通利之性，能疏通经络，除治本症外兼可治风湿痹痛，月经不调。丝瓜络亦有通络之功，惟功效稍逊。

乳部作胀疼痛、按之有块的症状，每于经前出现，行经后消失。笔者常用王不留行和炮山甲研粉，每次吞服1.5克。二药性善走窜，能通经络、消肿块，治本症颇有效验。此外，结块兼有灼热感者可加海藻、昆布，二味均海产，取其味咸能软坚、消除肿块，性寒又能散热、解除局部的郁热。

本症治疗的时机，多在经前开始感觉乳胀时服，直服至经水来临通畅为止。一般需连服3~4个月。不仅症状能一次比一次减轻，兼能治经水不畅、腹胀等情况。在治疗过程中，当叮嘱病家能按期服药，往往有服1~2月，乳胀减轻，以为病不足忧，就不再连服，隔数月症又会复作。

十、顽固性崩漏（肝虚肾亏型）

顽固性崩漏缠绵难愈，淋漓不止，往往拖延时间很久，甚至终年如此，无法分辨月经周期。患者由于出血太多，面色萎黄，精神不振，不能安心工作。下面所录病例颇为典型。

陆某，38岁，已婚，教师。

患者13岁月经初潮，周期尚准，20岁后有痛经，29岁结婚后经水超前。1957年因操劳过度，经水淋漓不止，有时量多如冲，严重时卧床浸透棉垫。崩漏年余，初夹血块，色紫红，后渐淡，质稀薄如清水，头眩目花，嗜睡乏力，面目浮肿，有一个时期尚有潮热，曾在医院用激素治疗，仍然无效。

1959年1月前来门诊。患者面色萎黄，两目虚肿如卧蚕，唇色淡白，时常眼前发暗，头晕腰酸，精力不支，时崩时漏，下部流血，已无关拦，脉细软，舌苔薄白。证为肝肾虚亏，固摄无权；治用填补肝肾，塞流固本。

潞党参9克　焦白术9克　大熟地9克　茯苓9克　牛角腮9克　杜仲9克　五味子4.5克　淡远志9克　陈阿胶9克　炒贯众9克　乌贼骨9克

经上方调经后，崩漏渐停，甚至在1年间，经水已准期，量亦一般，3日净。以后虽曾出现月经超前，量稍偏多，但未再发生血崩及淋漓日久的证候。

按：本例崩漏连绵2年之久，流血无度，肝血虚亏，肾气不固非峻补不能获效。治以傅青主固本汤（人参、白术、熟地、当归、茯苓、甘草、杜仲、山萸肉、远志、五味子）为主。其间用参、术、苓、草以补气健脾，增加摄血能力；以杜仲、山萸肉、五味子补肾固涩，堵塞其流；用归、地以补血；用远志不仅可以安心宁神，从朱老临床体会，此药也有止胞宫出血的功能。傅氏自称："此方固气而兼补血，已去之血可以速生，将脱之血可以尽摄，凡气虚而崩漏者，此方最可通治。"

但单用固本汤治上症，力尚薄弱。因崩漏如此之久，肝肾均亏，八脉空虚，纯用草木、矿石药，效力缓慢，必须增入血肉有情厚味胶质之品，填补冲任，所以加牛角腮、海螵蛸、阿胶等药。至于贯众，对于胞宫出血亦有卓效，与远志同用，效验显著。当归易动血，因此不用。

朱老经验，逢此类久崩久漏者，每嘱其于隆冬封蛰之际，重用厚味胶质以峻补，如以阿胶、龟甲胶、黄明胶、牛角腮等为主，加入补养止血、健脾和胃等品熬成膏滋药，每日进服。崩漏已止者，可以巩固疗效；未止者可以截止，获效确实。尚需注意的是，膏滋质地粘腻，久病者脾胃必差，所以加入健脾和胃帮助消化之品，可避免虚不受补的流弊。

十一、阴虚火旺型崩漏

胡某，34 岁，已婚。

患者月经 17 岁初潮，即伴有痛经。婚后经期偏早，而连绵日久方停，逐渐形成崩漏，有时经水超早半月，又如淋漓半月而无净期，兼有黄带连绵，曾行刮宫，术后量不见减。某医院又曾建议子宫切除，本人不愿而要求服中药。

诊时，经淋已 20 余日未停，头眩心虚，腰酸肢楚，内热口燥，望其面色，颧红目肿，切脉芤而带数，舌苔黄腻。询其傍晚有否怕冷现象，彼谓："平时素来怕冷，而午后出现潮热。"乃诊断为阴虚火旺型崩漏。治用壮水制火法。

潞党参9克　归身6克　生地9克　白芍9克　山萸肉9克　女贞子9克　焦白术6克　青蒿6克　盐水炒黄柏9克　蒲黄炭9克　熟军炭3克　陈皮6克

上方服4剂后，淋漓已停，而黄带连绵，乃用健脾束带法，服后带下亦减。先后调理1年，经水已趋正常。隔3年后随访，3年来经水已准，痛经亦减，未有崩漏现象。证明已获得长期疗效。

按：崩漏初起，以有热有瘀的病因占多数，《素问·阴阳别论》谓："阴虚阳搏谓之崩。"阴虚则阳亢，阳亢盛则迫血妄行，下注成崩，崩漏日久，流血日多，固未有不气血亏损、奇经不固者，此时应补养固脱为主，以补充气血、巩固奇经，增强摄血能力，塞流止血。但往往久病用此法无效者，其关键即在是否尚有残瘀未清；如有瘀邪，纵用补涩法，无济于事，必须于补涩之中酌加清理瘀热之品，方能中鹄。在《济阴纲目》眉批中谈及治崩漏要法："愚谓止涩之中，须寓清凉，而清凉之中，又须破瘀解结。"朱老在此种情况下，常选用熟军炭、蒲黄炭、震灵丹（禹余粮、紫石英、代赭石、赤石脂、乳香、没药、五灵脂、朱砂）、益母草、参三七末等药，其中尤以熟军炭的疗效最佳。大黄有将军之称，因其取效峻快，力猛性霸，不敢轻用于体质较弱者，此乃指生锦纹而言。至于熟军炭用量从0.3～3克，有清热凉血、祛瘀行滞的功能，能推陈致新，引血归经，而并无腹痛便泻的副作用。张璐《张氏医通》中，其止血所用十灰散，即以本品为君，极有卓见。朱老常于崩漏日久而身体虚弱，尚有瘀热残邪未清，用补涩药无效者，乃于补养药中加入熟军炭一味，（患者兼有便秘可用至4.5克）每能应手而止。

本例患者患崩漏10余年，阴虚血少，身体虚弱，有头眩心虚等症状；但亦不能忽视其虚况，如内热口燥，颧红潮热，脉象虽芤而数，舌苔黄腻。所以用党参、白术、陈皮补气健脾，归、地补血，白芍、萸肉、女贞子滋养肾阴外，复用青蒿、黄柏清其余热，蒲黄、熟军炭清热祛瘀，攻补兼施，崩见停。候内部已无余邪，始用补养之品调理，巩固疗效，并恢复健康。

十二、暴崩昏厥（血瘀型）

顾某，32岁，已婚，营业员。

月经于18岁初潮，经水尚准，每28日一转，量正常，3日净。2个月前经水超早10日而来，连绵不止，而复房帏不慎，经期中行房数次，于上月突然暴崩，血多如注，并夹有血块，持续不止，头眩目花，身不能支，旋即不省人事，昏厥床上，曾赴医院急诊。经治疗后崩势转缓，数日后由崩而转漏。本月崩血又作，乃来就诊。

由于流血过多，面色㿠白，心虚气促，据述经水连绵已40日，昨今又复暴崩，腹部隐痛，头晕心荡，腰酸肢软，身体虚弱，精神委顿，按脉弦数，舌苔薄黄。诊断为经期行房，恶血内阻，瘀滞不去，新血不能归经，属血瘀型崩漏。治从急则治标，以峻补气血，挽阳固脱为先。

党参9克　白术6克　新会皮6克　白芍6克　地榆炭12克　熟地9克　巴戟肉9克　仙鹤草12克　仙桃草12克　蒲黄炭12克　十灰丸9克（包）

上方服2剂后，流血已减少，但仍有腹痛腰酸，神疲心虚症状。辨证后认为尚有残瘀未去，乃用养血祛瘀法。

归身炭9克　焦白术6克　新会皮6克　炒莲房9克　震灵丹6克（包）　女贞子9克　仙鹤草12克　仙桃草12克　平地木9克　牛角腮9克

服药10天内崩漏已停，到下月曾有2次短期少量出血，经用养血补肾健脾止涩药而恢复正常月经周期。次年随访，1年来经期已准，未再淋漓，面颊红润，精神充沛，纳谷亦香，已恢复健康。

按：经期中禁忌行房，中医学在古代文献中，早已谆谆告诫，不应犯禁。宋代陈自明《妇人良方》说："妇人月水不断、淋漓腹痛……或因经行而合阴阳，以致外邪客于胞内，滞于血海故也。""合阴阳"作行房解。惟年轻夫妇，每不能抑制，以致引起疾患。

治疗血崩，医籍中有"塞流"、"澄源"、"复旧"三个步骤。"塞流"乃是紧急措置，如上例为血瘀型的暴崩，原以祛瘀为主，但血如山崩，非止其血，不能挽其脱。在血脱气陷的紧急情况下，古人有独参汤之说，但参价昂贵，而且倘若用量太轻或质地较差，则功效力逊，因此笔者用党参、黄芪、阿胶、仙鹤草、地榆炭、蒲黄炭煎浓汤灌服。如血势过猛者，另用参三七适量，研粉末先服，能挽阳止脱。崩血稍缓，必须治本，也就是所谓"澄源"。上例因有血瘀，所以用养血祛瘀法，瘀去而血停。崩血虽停，由于已有大量出血，身体必然虚弱，非调养不能复其源。上例后用健脾补气血法，恢复其健康，也就是最后"复旧"一法。

在急救方中，最强壮兼摄血之品，有仙鹤草和仙桃草二味，并不逊于前者。仙桃草又名接骨仙桃草，赵学敏的《本草纲目拾遗》中记载颇详。苏州某老药铺出售治劳伤肺病咯血的“虫草膏”，即用本品单味熬成膏剂。采集本品必须在芒种前后，选择带有虫瘿，内含小甲虫者有效。过时甲虫成长飞去，效力减弱，所以草药医生又名它为芒种草，性温味甘淡，能补虚损劳怯，健脾胃，活血，凡外伤出血、肺病咯血以及崩漏等症，均可应用。笔者常同仙鹤草合用，颇俱功效，用量以12克为宜。

祛瘀方中，除熟军炭外，震灵丹亦为笔者常用之药，如有残瘀而腹痛者，此药在必用之例。祛瘀亦即为止血，《济阴纲目》眉批中谓“震灵丹能止能行”，盖即在止血药中寓祛瘀之品，瘀去则血止之意。

十三、经水先期

月经周期是以1月为标准，如超早在7天之内，不算病态。如7天以上，甚至1月2潮，就为经水先期。

秦某，39岁，已婚。

近1年来经行超早、量多色淡。胸闷心荡，腰酸肢楚，精神疲乏。诊时，望其面色，萎黄不华。颧部稍有淡红，眼睛无神。据述经水超早，一般早4~10天，量颇多，每逢经期，精神疲乏。心烦不安，心荡失眠。按脉虚细而数，舌质红苔微黄，舌尖有细微碎痕。为阴虚火旺经水先期。治用养阴清虚热法。

生熟地各9克　枸杞子9克　丹参9克　白芍6克　阿胶9克　玄参9克　女贞子9克　白术6克　黄芪9克　地骨皮9克　青蒿6克　杜仲9克

患者先后调治4次，期量渐趋正常。2年后复诊时述2年来基本稳定。

按：经水越早，古人每归之于热，如朱丹溪谓："经水不及期而来者，血热也。"（《丹溪心法·卷五·妇人八十八》）这是很容易理解的。因为血热则迫血妄行，经水也就超早而来。尚可以证明这机制的，如妇人生热病，身热持续不解，经水也会超早3～4日而来，在临床上颇多见，说明热能动血而催经水早期。

本例是属阴虚火旺的类型，脉象、舌苔、内热等情况，都证明符合此诊断。而医书上多认为这一种类型经量必少，如《傅青主女科》谓："先期而来少者，火热而水不足也。"上例却不然。盖久病后，血虚而气亦亏，气不摄血，经量多而颜色不红，所以处方在养阴清热中酌加芪、术，即为补其气而增强摄血能力之意也。

辨别经水早期实热、虚热：突然超前而经水有浓厚秽臭气味，并伴有带下者，多属前者；经常超前而经水色淡，无秽臭气味，体虚而有内热，多属后者。再同其他兼证、脉象、舌苔参照，就不难诊断了。

治疗的原则：虚热着重在虚，归、地、芍、玄参等固在常用之例，此外可再加地骨皮、蒿、薇等清虚热药。如量多者则补气药参、芪亦宜酌量加入，阿胶、地榆、赤石脂能制止经量，临经时亦可加1～2味。实热者，宜于生地、白芍、丹皮、丹参等药中，加入川柏、黄连安心清热即可。如兼有带下的，经净后必须继续治带。往往带下痊愈，经水情况毋须服药也能恢复正常。

十四、经水后期

经水后期是经水时常延迟5～10日以上，甚则有迟40～50日来潮者。

吴某，23岁，已婚，工人。

结婚2年未育，身体素虚，经事常2个月一转，头眩腰酸，肢软神弱，兼有白带，于1961年7月前来门诊。共诊疗3次，现将当时脉案录后：

初诊：经水惯后，本次又2个月一转，瘀下颇多，腰酸殊甚，精神疲乏，脉象沉细，舌淡苔薄白。证属肾气不足，血虚气滞；治拟固肾理气，调经养血。

当归6克　制香附9克　杜仲9克　大熟地9克　白芍6克　白术6克　陈皮6克　枳壳4.5克　狗脊9克　巴戟天9克　续断9克

二诊：经水已净，白带连绵，四肢酸痛，心荡气促，腰酸膝软，脉象沉细，舌淡少苔。此乃肾气虚弱，奇经不固；治拟固肾养血，健脾束带。

怀山药9克　菟丝饼9克　金樱子9克　杜仲9克　黄芪9克　白术6克　桑寄生9克　巴戟天9克　陈皮6克　樗白皮12克　海螵蛸9克

三诊：服药后白带已少，精力稍充，腰酸亦瘥，胃纳不佳，脉象虚细，舌质淡苔薄白。脾胃为后天之本，气血之源。纳谷不香，当以健脾为先。

潞党参9克　怀山药9克　焦白术6克　陈皮6克　茯苓9克　巴戟天9克　淡苁蓉9克　当归6克　金樱子9克　覆盆子9克　樗白皮9克

次年来复诊据告，去岁调理后，1年来月经已准，白带亦少。

按：经水后期一般都归之于血虚、血寒。血虚则血海不充，经水亦随之迟延；血寒则气血阻滞，经水也随之落后。但笔者于临证间，每多因肾气虚弱而引起，《素问·上古天真论》谓：女子“二七而天癸至，任脉通，太冲脉盛，月事以时下。”说明经水本于肾，肾气盛，冲任流通，经水方能按时而来。肾气虚弱，癸水不足，冲任失养，便难于按期催动月汛。而本症患者，每兼有腰酸膝软症状，也证明与肾气有密切关系。

朱老治经水后期，不论血虚或血寒，凡有肾亏情况者，补肾药在必用之例。上例即以肾虚为主，血虚气滞为次，所以一至三诊间，巴戟、狗脊、杜仲、川断、苁蓉等药，其数量占处方中首位，其次方是调经养血，归、地、芍等。脾胃为气血之源，荣溉脏腑，术、陈、苓非仅用于前，而且用以善其后；气滞则加香附、枳壳；带脉不固则加海螵蛸以涩敛固托。

经常落后属于瘀者，临证间不多见，倘若一见经期延后，便仗攻瘀药以催经，如用桃仁、红花、三棱、莪术等品，往往无效，反会引起胸闷纳呆、头眩不舒等反应。即使能催来1次，过后又复延期，反而对病者健康有碍。除非有瘀结确症者，活血祛瘀药并不常用，而以补肾气及健脾益血以充经水来源为主，有气滞者酌加1~2味行气药，小腹虚寒者再加陈艾、肉桂温宫，奏效反速，而且效力巩固、无流弊。

十五、经水先后无定期

经期紊乱，为指月经来潮，或前或后，没有准确的定期，先后相差在7天以上的不规则经水。

刘某，34岁。

初诊：多产体虚，已扎管，经期先后无定，本次迟10日而行，行则量少即止，隔10日又复行。

胸闷腹胀，纳谷不香，周身骨节酸楚。按脉虚细而弦，舌苔薄白。证属肝郁脾虚，气血不调。治疗采用理气解郁，扶土益血法。

当归9克　川芎4.5克　白芍6克　制香附9克　郁金6克　枳壳4.5克　合欢皮9克　丹参9克　巴戟天9克　焦白术6克　汉防己6克　秦艽9克

复诊：用上方加减法治后，脉象虚细而数，舌质绛而苔薄黄。诊后认为多产伤肾，肾水不足以涵木，肝郁化火，阴虚内热；乃采用固肾疏肝，养血清热法。

当归9克　白芍9克　山萸肉9克　女贞子9克　玄参9克　合欢皮9克　制香附9克　白术6克　陈皮6克　柴胡4.5克　青蒿6克

服药后，阴虚火旺的症状日减，而经水已调。

按：经水先后无定期，病因不一，但以肝郁的因素占多数，上例即为典型的病例，忽早忽迟，参差不一。盖肝郁能影响气血，气为血帅，气行则血行，气郁则血滞。治疗用香附、郁金、合欢皮以疏肝理气，归、芎、丹参调经养血，能使郁滞的经水得以通畅，以消除量少而腹痛的征象。更用白术健脾；防己、秦艽疏通经络、活血镇痛，解除因气血不调而引起的骨节酸痛。

服药后经水稍调，骨节疼痛已好，而阴虚火旺的脉象显著。乃因患者肝血虚亏，肾水不足，因而不能涵木，肝木郁而偏亢，发生咽干口燥现象。治疗以当归调经养血，芍、萸肉、女贞子以补肾阴，香附、合欢皮以理气解郁，术、陈皮健脾胃以充气血之源，复合玄参养阴津以清热，柴胡疏肝郁以清热，青蒿清肝经郁热，标本并治。

十六、经水量多

经水量多有别于崩漏。一般经期正常，经量增多属前者；时常下部流血而无周期则属后者。

范某，11 岁。门诊号：27815。

患者发育甚早，9 岁时乳部已发达，现年11 岁零 6 个月。在2 个月前经水初转，量颇多，5 日净。此次经来，不仅月经过多，而且口鼻出血。

初诊：1959 年9 月21 日。诊时由其母陪来，患者年小害羞，其母代为陈述：为小学五年级学生，身材高长，为班中最高者，现已发育。初潮后每次经来太多，此次更为增加，口鼻亦流出鲜血，内热心烦，脾气急躁。按脉为滑数，舌苔薄黄。此为冲任伏热月经过多。治拟经期内用调经清热法。

生地12 克　蒲黄炒阿胶9 克　仙鹤草9 克　荆芥炭9 克　赤芍6 克　丹皮6 克　白术6 克　茯苓6 克　盐水炒川柏9 克　青蒿9 克　地骨皮12 克　旱莲草9 克

上方服后，口鼻出血首先停止，经量亦渐减少，于第5 日经净。

复诊：由于经水太多，故经停后感觉头晕目眩，腰酸，肢软，精神疲乏，脉象细软，苔薄。采用补肝肾，益气血法。

黄芪9 克　白术6 克　陈皮6 克　白芍9 克　炒阿胶9 克　茯苓9 克　杜仲9 克　续断9 克　女贞子9 克　金樱子9 克　制黄精9 克　五味子4.5 克

上方调理后，月经过多症状已经好转。

按：经水量多，在初起或偶然发生的，总以血热的病因占绝大多数。李梴《医学入门》谓："来多，或日多五、六日以上者，内热血散也。"《万全妇人秘科》亦谓："经水来太多者，不问肥瘦皆属热也。"盖热盛则逼血妄行，上例亦属这一类型。

患者发育过早，肾阳偏亢，而冲脉隶于阳明，冲任有热，不仅经来量多，而且口鼻亦同时出血。治疗以清热为主，摄血为佐。所以首诊方用旱莲草以清上焦之热，黄柏以清冲任伏热，青蒿、地骨皮清血热，生地、赤芍、丹皮能制肾阳过亢、散血中积热，复以仙鹤草、阿胶等增加摄血的能力。服后热清血止，经水亦恢复正常。由于几次经水太多，当时阴血虽受伤，症状尚不明显，经净热退，气血虚弱征象也就出现，头晕目眩，腰酸肢楚，脉象与舌苔也与热盛时全然不同，复诊方乃采用补养的方法，充养气血，调补肝肾，以恢复其健康。

如果长期的月经过多，患者一定阴血亏损，而出现阴虚火旺的症状。这时治疗又和上例不同，应以滋阴养血为主，清虚热为佐，归、地、首乌、玉竹、龟甲、山萸肉、阿胶、女贞子等，配合蒿、薇方能合拍。

十七、经水涩少

经水涩少是指月经量少于正常。

吴某，28岁，已婚。

婚后2年未育，平时身体虚弱，时常头眩目花，耳鸣心荡，精神不振，每逢临经超早，经量涩少，色淡，2日即净，近日午后且有潮热，于1960年6月间就诊。经治疗后，在很短时期内经量恢复正常。现将4次脉案记录于下：

初诊：6月2日。经来超早，量少不爽，头目昏眩，平时有带，兼有潮热。上月12日转。脉象虚细而数，舌质红苔薄黄。证属血海不充，阴虚内热；治拟充血源，清虚热。

当归9克　白芍9克　熟地9克　白术6克　陈皮6克　丹参9克　巴戟天9克　樗白皮12克　海螵蛸9克　香附

6克　青蒿9克

二诊：6月4日。服药后白带已止，精力稍充，刻尚有潮热留恋未清，腰酸心烦，脉细数，舌苔薄黄。证为冲任虚弱，阴虚内热。治拟补肝肾，清虚热。

熟地9克（砂仁2.4克拌）　白芍9克　黄芪9克　当归9克　杜仲9克　续断9克　巴戟天9克　狗脊9克　白术6克　茯苓9克　青蒿6克　柴胡3克

三诊：6月9日。平时经早量少，约20日一转，上月12日转，服药调理后，低热已退，精神亦爽，经水已隔28日，尚未提前来潮，此佳兆也。营血虚亏，治以调补气血为主。

黄芪9克　熟地12克（砂仁2.4克拌）　黄精9克　白芍9克　金樱子9克　杜仲9克　续断9克　白术6克　陈皮6克　炒阿胶9克　川芎4.5克

四诊：6月13日。调理后，经水于昨日转，经期已趋准，量亦正常，略有腰酸神疲，舌淡苔正常，脉象稍细。治拟扶土益血，调补冲任。

当归6克　熟地9克（砂仁2.4克拌）　丹参9克　巴戟天9克　杜仲9克　续断9克　菟丝饼9克　川芎4.5克　白术9克　白芍6克　茯苓6克　陈皮6克

按：月经涩少，如无小腹胀痛及色紫黑瘀块的征象，多属血虚，《丹溪心法》所谓："经水涩少为虚为涩，虚则补之，涩则濡之。"盖血海不充，经源缺乏，经水量少色淡，排血时间缩短，这是自然之理。此种情况，乃为不足之症，不宜用攻破之药，应以养癸水、充经源为治本之道。

一般月经涩少，经期偏后，兼有小腹虚冷感的，属血虚宫寒；本例经量少而经期超先的，乃是阴虚内热，血亏火旺之象。治疗初诊以归、地、芍、丹参养血，术、陈健脾以助生血，巴戟固肾，樗白皮、海螵蛸止带，稍佐香附调气，青蒿清虚热，服药白带已瘥，而潮热未净。所以二诊除去治带下的药，增加柴胡以增强青蒿的清虚热的能力，复以芪、归同用，取当归补血汤“以有形之血，必借无形之气以生”之意。患者腰酸症状显著，腰为肾之府，经水乃由冲任主宰，而冲任隶于肾，肾气不足，与经水亦有关系，因此用仲、断、脊、巴戟以补气在腰膝。服后潮热已退，而经水亦因虚热已清，不复超早。三诊时于调补肝肾药中加入川芎一味，盖血海渐充，而川芎又能使其流通，故药后经水准期而经量恢复正常。

如果经期正常，经量少而不爽，兼有腹胀不舒，身体虚弱者，宜于调经养血药中，加入五灵脂9克（包）即可。经量稍增，而腹已不复坠胀时，即应除去，以符合经少无伤其血的原则。

尚有身体肥胖而经量涩少者，多为血走脾经，治法可参照血走脾经的病例。

十八、肝肾虚亏型经闭

经闭与月经后期是有区别的。一般月经延迟，约35~60天一转者称月经后期，月经在3个月以上不来则称经闭。下面病例经闭16个月，症状也较为严重。

吴某，31岁，已婚，干部。

月经一向超早，2年前由上海赴外地后环境变迁，月讯杳然无迹，身体羸瘦，头眩目花，小便频数，腰酸畏寒，精神疲惫，乃于1962年2月初返沪就诊。

初诊：2月16日。闭经16个月，面色不华，腰酸神疲，性生活淡薄，眼泡虚浮，脉沉细，舌质淡，苔薄白。证属肝肾虚亏，癸源不足。治拟补肝肾益气血。

紫河车9克　紫丹参9克　巴戟9克　川牛膝9克　木瓜9克　仙灵脾9克　杜仲9克　熟地9克　白芍6克　紫石英9克（先煎）　白术9克　黄芪9克

二诊：2月19日。四肢不温，小腹有虚冷感，冲任虚寒之象也。治宜温肾暖宫。

淡附片6克　肉桂2.4克　玉竹9克　鹿角霜9克　熟地9克　丹参9克　鸡血藤膏9克　香附9克　仙灵脾9克　巴戟9克　川牛膝9克

三诊：2月21日。小腹虚冷感已瘥，胃口不佳，精力疲乏。脾胃为气血之源，必须重视。治拟健脾益血，充养癸源。

白术6克　新会皮6克　茯苓9克　黄芪9克　熟地9克（砂仁2.4克拌）　丹参9克　巴戟天9克　陈艾6克　炒枳壳4.5克　益母草9克　泽兰叶6克

四诊：2月23日。服药后小腹冷痛已愈，胃口渐开，刻小腹坠胀感。盖冲任渐趋流利，治拟理气调经。

香附9克　广郁金6克　白术6克　黄芪6克　当归6克　黄精9克　炒枳壳4.5克　川牛膝9克　陈皮6克　茺蔚子9克　香橼皮4.5克

五诊：2月25日。腿膝酸软，胸闷不舒，略有白带，腰酸殊甚。肾气不足，治拟固肾宽胸。

鹿角霜9克　紫河车9克　陈皮6克　香附9克　潞党参9克　冬术6克　茯苓9克　黄精9克　巴戟9克　玫瑰花3克　月季花2.4克

六诊：2月27日。调理后眼泡虚浮已好，面色渐润，腰酸亦瘥，腿膝健朗。病有转机，再当调补肝肾。

巴戟9克　黄精9克　丹参9克　党参9克　熟地9克（砂仁2.4克拌）　炒阿胶9克　香附9克　焦白术6克　川牛膝9克　炒枳壳4.5克　陈皮6克

七诊：3月1日。服药后精力已充，带下亦少，经水虽尚未来，身体已渐复原。再养血以充源，健脾以培本，经水毋催，当能自调。

菟丝子9克　蛇床子9克　党参9克　熟地9克（砂仁2.4克拌）　炒阿胶9克　枸杞子9克　五味子4.5克　白术6克　香附9克　枳壳4.5克　陈皮6克

八诊：3月3日。白带已愈，精神亦好，略有胸闷腹胀。治拟充养为主，理气为辅。

当归9克　巴戟9克　丹参9克　焦白术6克　新会皮6克　茯苓9克　香附9克　合欢皮9克　陈香橼3克　玫瑰花2.4克　月季花2.4克

九诊：3月5日。诸恙次第就愈，经水虽尚未恢复，病因既除，为期当不远焉。治乃滋其源，调其气。

党参9克　黄芪9克　当归9克　紫河草6克　鹿角霜9克　丹参9克　巴戟9克　香附9克　枳壳4.5克　红花6克

十诊：3月8日。昨出鼻红，少许即止。此亦吉兆，血贵流通，逆于上则应导于下，经水即将来届。

仙鹤草9克　益母草9克　川牛膝9克　巴戟9克　狗脊9克　金樱子6克　黄芪9克　白术6克　陈皮6克　首乌9克　玉竹9克

十一诊：3月12日。经停16月，经20余日之调理昨晚已转，量少不爽，略有腹胀肢软。宜调经疏通。

当归9克　川芎4.5克　熟地9克　焦白术6克　白芍6克　巴戟9克　狗脊9克　木瓜9克　乌药6克　川牛膝

9克　香附9克

十二诊：3月16日。服药后经来已畅，历4日而净，现略感腿膝软弱。症固痊愈，仍当调补气血，以巩固疗效。

党参9克　黄芪9克　熟地9克　炒阿胶9克　仙灵脾9克　川断9克　玉竹9克　首乌9克　白术6克　木瓜9克　桑枝9克　新会皮6克

患者经调理后，体力恢复，情绪愉快，停1个月又来就诊（4月）述近感头眩畏寒，胸闷泛恶，小溲频数，按其脉为滑数。嘱妊娠试验，结果2次均为阳性。

按：中医学对经闭病因叙述很早，经典著作《内经》中有“血枯”、“二阳之病发心脾，有不得隐曲，女子不月”、“胞脉闭”、“石瘕”等证。《金匮要略》中又补充了“脾虚”和“寒积”。

临床上可分为虚型、实型两种，虚为血枯，实为血滞。治疗依照“实则泻之，虚则补之”的法则，血滞宜破，血枯宜补。临床上以虚证居多；即是实证，也是体虚证实，属虚实型，纯粹实证较少。

本例即为虚证。肝为藏血之脏，肝血虚少，血海不充，症见头晕目眩，面色不华；肾为癸水之本，肾气不足，冲任虚损，症见腰酸膝软，小溲频数。肝肾虚亏，经源枯涸，月水自难于来潮。此症绝不能专仗通利行滞，急切图功，否则即或能竭蹶一行，而血海涸。《普济方》谓：“就中不行以药行之为害滋大，经水枯竭则无以滋养，其能行乎……但服以养血益气诸药，天癸自行。”

本例治疗过程，颇耐寻味。经闭16个月，在就诊20余天中，用活血破瘀药极少，偶于补养药中酌加1～

2味罢了。贯穿12诊的处方中，以充养为主，紫河车、鹿角霜填补肾气，归、地等益肝血。其次则治其所患，带下则用固涩，小腹虚冷则温宫，胸闷则宽肠和胃，精神疲乏则益其气，鼻衄则引血归络，兼症次第就愈。培其本，润其源，健康恢复，毋庸通利，经水也就恢复正常，而且3年未孕也得怀孕。

肝肾虚亏属于血枯之类，因此在充养过程中，必须调理，则不仅疾病痊愈，身体也恢复健康，诚如张介宾在《景岳全书》所言："枯之为义，无血而然故，或以羸弱，或以困倦……无非血枯经闭之候。欲其不枯，无如养营，欲以通之，无如充之，但使雪消春水自来，血盈则经脉自至。"

十九、脾虚型经闭

脾胃虚弱型每兼有神疲面浮症状，下面一例：

石某，19岁，未婚，学生。

初诊：1961年3月27日。月经一般正常，自1960年9月起经水停止，面目虚肿，精神疲惫，小溲频数，有时不能自制，四肢有麻木感，小腹未感重胀，时欲瞌睡，脉为虚缓，苔薄白。治用健脾养血法。

棉花根30克　茺蔚子12克　黑大豆12克　香附6克　仙鹤草12克　鸡血藤膏6克　甘草3克

患者服上方半月余，于4月27日经水已来，且在3个月内，每月经水来潮。

按：脾虚能致经闭，首先记载于汉代《金匮要略》："脾气衰则鹜溏，胃气衰则身肿；少阳脉卑，少阴脉细，男子则小便不利，妇人则经水不通。"说明脾胃虚弱，养料不够，能引起经闭，脾虚又能形成浮肿，

《素问》中早有记述:“诸湿肿满,皆属于脾。”脾脉“其软而散,色不泽者,当病足骱肿,若水状也”。由于脾阳虚弱,运行失职,津液也就无从疏散,聚而成湿,湿渗溢于肠则为泄泻,泛滥于肌表则蓄积而成浮肿。李东垣谓:“妇人脾胃久虚,形体羸弱,气血俱衰而致经水不行。”根据以上文献记述,可见脾虚导致面目虚浮兼经闭之联系矣。

治疗方面以何者为君?当归能调经,但无健脾退肿的功效;黄芪皮能补气消肿,惟又无催经之力。必得兼顾调经退肿之物,方为两全其美。再三思虑后,以棉花根中选。棉花根性温无毒,有补气健脾利水的功效,且有通经作用。近代文献中颇多道及其催经的功效,有通经及催产作用,用于月经不畅及闭经。关于治疗浮肿的临床实验,据报告南通地区曾采用本品治疗肾阳虚型的肤肿无力,有显著疗效,并能改善体质的营养,使面色由萎黄转为红润,且有振奋精神和充实体力的功效。朱老应用该药多年,证明用30~60克煎汤服用,未发现不良反应。

此外,配茺蔚子以行血调经;鸡血藤膏能养血活络,增加经源,并能医治肢节酸麻及筋骨不利等症;黑大豆是滋养利水剂,能补充营养、消除虚肿。仙鹤草一般都作止血药,实际上尚有补气养血健脾胃的功效。上海浦东一带农民,每于操劳过度,有肢软乏力、精神委顿现象时,用本品与红枣煎汤服用,认为可治脱力一伤,盖取其补养之功,所以又名脱力草。香附有理气调经功用,李时珍推荐本品为“气病之总司,女科之主帅。”笔者对虚证经闭,不常用桃仁、红花、三棱、莪术之类活血祛瘀药,惟常于补养药中加入香附一味,以调气行滞，候血海稍充后使血液流通，则经水常能来潮。末以甘草殿军，作补脾胃、矫药味之用，综合诸药效能，有补养、健脾、通经、退肿的效验。

朱老曾用上方治疗脾虚型经闭多例，证明能改善全身状况，消退虚肿，并有通经的功能，大多能在7～14天持续服用期间，达到通经目的。

二十、暗经

月经1月1次固然最为正常，但也有例外，如2月1行名“并月”，3月1行名“居经”，1年1行名“避年”，更有逢夏或逢冬而月经停止的名为“歇夏”或“歇冬”。只要是有规律性而无其他疾苦者，都属生理异常的范围，不作病态看待，毋须治疗。

本例原为居经，后复患经闭，每3个月又有规律性的腹痛，以替代经转。这类病临床上称为“暗经”。

曹某，17岁。

月经于15岁初潮，以后每逢3个月来1次，属医书上所称的“居经”，民间俗称为“四季经”。共来4次后，即告绝迹，后每逢3个月发生有规律性的腹痛1次，每次持续2～3日，迄今已18个月，家中父母为其担心，恐拖延不医，将成室女干血痨，乃伴同于1961年底前来就诊。

诊时，观其体形尚属一般，惟面色苍白，神志似觉畏寒。询其经闭前的情况，据答1年半前，经来时，曾食冰棒，后即经水中止，一直不再来临，至期则腹痛，小腹有虚冷感。昨日起腹痛又告发作，迄今未停。其母在旁询问是否会成干血痨，按脉及视其舌苔后，乃解释谓：“病属经期饮冷致气血郁滞，所以发生暗经。根据征象属寒凝经阻，并非干血痨。不必担忧，调理后当能恢复来潮。”

后经诊疗5次，经水即行来临，现将当时医案记录于下：

初诊：12月31日。居经复又因饮冷而停经1年半，隔3月腹痛1次，昨又发作，绵绵冷痛不休，乃暗经之象，脉细迟，苔薄白。证属冲任虚寒，气滞经阻。治宜理气温宫。

陈皮6克　炮姜3克　制香附9克　广郁金9克　乌药6克　川楝子9克　枳壳4.5克　肉桂2.4克　焦山楂9克　牛膝9克　泽兰6克

二诊：1962年1月2日。服药后腹痛已大好，略感腰酸肢软，精力疲乏。盖气血尚有凝滞，治拟温补冲任。

肉桂2.4克　吴萸2.4克　黄芪9克　制香附9克　川断9克　杜仲9克　枳壳4.5克　白术6克　陈皮6克　川牛膝9克　杜红花9克

三诊：5月22日。上次服药后，腹痛已止，3月间曾有腹痛，势缓时短，昨晚又作。治拟温经暖宫。

陈艾6克　制香附9克　当归9克　大熟地9克　延胡索6克　台乌药9克　肉桂2.4克　白术6克　陈皮6克　杜红花9克　泽兰叶9克

四诊：5月23日。服药后腹痛已愈，头目昏花，经水仍然未来。非温通血海，月隧难能流动也。

上官桂2.4克　鹿角霜9克　巴戟天9克　当归9克　丹参9克　制香附9克　大熟地9克　焦山楂9克　煨木香4.5克　杜红花9克　陈皮9克

五诊：6月17日。上月调治后，经水昨晚停二载而来，量少不畅，腰酸腹痛，脉细弦，舌苔薄白。血海虽已流通，经水尚感滞涩。治拟理气活血。

当归9克　熟地9克　川芎4.5克　制香附9克　巴戟天9克　杜仲9克　广郁金9克　台乌药6克　焦白术6克　五灵脂9克（包）　焦山楂9克

按：本例暗经，因受寒而气滞血凝，经汛不通，不通则痛，腹痛以替代经行，亦属经闭范围内。治疗遵守"温而通之"的原则，以肉桂、陈艾、吴萸、炮姜等温中止痛，香附调气行滞，红花、泽兰等活血通经，川楝子、乌药、延胡索行滞散聚、理气止痛，对于暗经腹痛颇具功效。服后痛势缓和，痛期缩短，惟经水仍然不转，乃加入温补冲任的鹿角霜及巴戟天，经水始行来潮。初行时尚量少不爽，盖余滞尚未能消除，后在调经药中加川芎、五灵脂，经量增加，腹胀等症也就消失。

鹿角霜温补冲任，亦能治疗冲任虚寒型的经闭。陈修园治一则虚证经闭，用鹿茸而收效。《女科要旨》中载其验案："忆余乾隆辛丑岁，朱紫坊黄姓之女，年方二十二岁，始因经闭，服行经之药不效，后泄泻不止，食少骨瘦如柴，服四神、八味之类，泻益甚，而五更至天明数次，便后带血。余主用《金匮》黄土汤，以赤石脂易黄土，以干姜易附子，每服加生鹿茸五钱，意以先止泄泻便红，然后调其经水。连服八剂，泄泻如故，而经水通矣！又服五剂，泻血俱止；后复以六君子汤加干姜收功。可知鹿茸入冲任督三脉，大能补血，非无情之草木所可比也。"

临证间不仅居经能发生暗经症状，其他若每月1行，或2月1行（并月），均能发生。惟每月经行者，经闭后每月腹痛1次，2月1行者每2个月腹痛1次，审证论治，均可奏效。

二十一、经行便溏

斯某，年29岁，已婚，教师。门诊号：13486。

患者身体素弱，食欲不振，时常腰酸无力，头晕目眩，经行量少色淡，在行经期内，时有便意，日泻2～3次以上，经净后即恢复正常。持续数年，尚未根除。

初诊：1953年9月。诊时观察患者，面色㿠白，精神委顿。据述平时大便尚准，惟从行经开始，时有便意，常泄泻多次，同时伴有较剧的腰酸症状，切脉沉细，舌质淡而少苔。证属中气不足，肾虚脾弱。治用补中益气，固肾健脾法。

炙升麻2.4克 潞党参9克 黄芪9克 当归6克 煨木香4.5克 焦白术6克 制香附9克 茯苓9克 巴戟肉9克 杜仲9克 续断9克 陈皮6克

复诊：上方服后，大便次数渐减，且质亦稍干。嘱于平时睡眠常宜面床而卧（即背向上），饮食宜易消化而富有滋养的食品。次日经期又来，据述这次行经，大便已感正常，腰酸症状亦减轻，胃口亦开，惟夜寐多梦，心悸怔忡。按脉细软，此乃气血虚亏，血不养心。再予补养气血之剂。

潞党参9克 茯苓9克 酸枣仁9克 当归9克 熟地9克（砂仁2.4克拌） 白术6克 白芍6克 柏子仁9克 狗脊9克 巴戟肉9克 陈皮9克

服后不仅夜寐安适，而且气色亦转佳。

按：本症患者颇多，一般为素禀虚弱，经来时大便次数多兼有腰酸，作妇科检查时，每发现子宫后位。盖胞络为肾所系，又与冲任二脉有关，而带脉绕腰而束小腹诸经络，中气不足，带脉弛缓，肾气虚亏，胞宫便往后倾斜，其位置便靠近直肠。平时除常多腰酸外，与大便尚无影响；惟经水来临，血海充盈，胞宫体较膨胀，压迫直肠，所以腰酸加剧，兼时有便意，肠内粪便尚未干燥，由于直肠受迫，即行排出，因此大便次数增多，而成溏泄。经净后血海已较空，直肠不受压迫，大便遂恢复正常。

治疗当以补中益气、升提带脉为主。升麻为其中翘首，《本草纲目》谓其能治“久泄下痢，后重，遗浊，带下崩中”。《本草备要》谓其“治久泄脱肛”。无非取举陷升提之力，能补益肠胃，巩固带脉，所以为本症主药。参、术、苓、陈补脾胃益中气，与升麻协同药效更显著。当归调经补血，香附调经利气，木香健脾止泻，仲、断、巴戟以固肾气壮腰膝。此外，并助以理疗法，睡眠时面朝下、背向上，使后倾之胞宫得以纠正其位置，事半功倍，相得益彰，增加疗效。

二十二、经来吐泻

经行便溏与经行吐泻，初看似乎有类似之感，实际上两者之病因和治疗，全然不同。与上列对照，便可了解鉴别之法。

朱某，女性，年17岁，未婚。

患者月经15岁初潮，即伴有痛经，拖延2年，症未见瘥。经前有头眩胸闷，纳呆神疲，乳部作胀；经来时常出现吐泻并作、胸脘不舒等症状；经净后即恢复正常。

初诊：1963年8月。诊时经水适临，面㿠色淡，精神委顿，手按腹部。据述，早晨饮食后，上吐下泻，所以身体软弱无力，复有胸闷腹痛，小腹冷感。脉虚弦，舌苔薄白。摸其手指，冷而不暖。证属肝郁克土，脾胃虚弱。治用疏肝健脾，理气温中法。

陈艾6克　制香附9克　苏藿梗各6克　广郁金6克　土炒白术6克　煨木香6克　橘叶核各6克　砂仁2.4克（后下）　川楝子9克　炮姜2.4克　延胡索6克　茯苓9克

上方服2剂后，吐泻已停，诸症均瘥。乃嘱于经前预兆期前来，9月10日经前来诊，仍以上方加减治疗，获得满意的疗效。

按：肝乃刚脏，性条达，喜疏泄。如若情志不舒，不能遂其条达之性、尽其疏泄之能，则气滞郁结，出现胸胁闷胀不宽，乳部胀痛。日久肝气横逆，木壅侮土，脾胃受伤。《灵枢·经脉》谓："是肝所生病者，胸满呕逆、飧泄……"在临证间证实了这种理论，上例即痛经兼有吐泻频作，肝、脾、肠、胃俱病，拖延2余年，胃肠兼有虚寒，所以形容消瘦，面色不华，也是常见现象。

治疗遵《金匮要略》"知肝传脾，当先实脾"的教训，以温补肠胃为主，艾、附、姜、木香等温中健脾，调整肠胃；砂仁、白术、藿佩梗等气味芳香，醒脾悦胃，增进食欲；郁金、川楝子、延胡索等理气行滞，制止经痛；橘叶核为治乳胀的专药，能行肝经气滞，通络消结；茯苓调补肠胃。上方不仅能制止吐泻，兼能调经治疗痛经，一举二得。如兼有腹胀积食等症，则可加入消积之品，如沉香曲、谷麦芽、焦内金、炒枳壳等，呕吐剧烈则姜半夏亦可酌用；治脾为先，疏肝为佐。

二十三、逆经

逆经又称倒经，经前或临经时常流鼻血，出血之后，往往经量减少，或经水闭止。

高某，23 岁，未婚，工人。

患者身体颇为结实，15 岁起即有周期性的衄血，迄今已 8 年余，20 岁时始月经来潮，经来 1 年后经停止，而鼻衄血量日益增加。

初诊：1960 年 6 月。适值衄血之期，患者用棉花塞住一侧鼻腔。据述此鼻孔昨日起出血颇多，迄今未停，所以用棉球塞住，稍缓其势。平时有头晕腰酸带下，经水 2 年未来，性情一向急躁，容易动怒。切脉弦数，舌苔薄黄。肾虚肝热迫血妄行。因在出血期间，急则治其标，治用清肝泄热引血下行法。

旱莲草 12 克　怀牛膝 9 克　柴胡 3 克　鲜生地 24 克　焦山栀 9 克　淡子芩 9 克　炒当归 6 克　炒赤芍 6 克　焦楂炭 9 克　丹参 9 克　茅根 15 克

复诊：服药数剂，衄血逐渐减少而告停止。由于经水 2 年余未来，初潮期又为 20 岁，平时有腰酸之象，证明身体外表虽然肥胖，而胞宫发育欠佳，肾气虚弱。欲调其经水，必先补气冲任，方是治本之道。拟用养阴调经填补冲任法。

紫河车 9 克　女贞子 9 克　白芍 9 克　菟丝饼 9 克　巴戟天 9 克　仙灵脾 9 克　当归 6 克　熟地 9 克　山萸肉 9 克　泽兰叶 9 克　青蒿 6 克

经上方加减调治后经水已来。

按：本症虽称逆经，但并非谓经水由鼻中流出，而是因肝热气逆，迫血妄行，鼻腔粘膜较薄，血络密布，所以容易络破而流血，《灵枢・百病始生》谓："阳络伤则血外溢，血外溢则衄血。"由于上行流血过多，于是下行经水相应减少，甚至停止，这也是自然之理。

本例经闭兼衄血，临诊时鼻衄剧烈，所以治衄为先。以旱莲草为主药，其性寒，能凉血止血，而对鼻衄获效尤捷；配以牛膝为佐，盖血热气逆，迫血离经，牛膝能活血通经，据朱震亨谓“能引诸药下行”，能使血归循经络，使其下行纳于血海。此外，用柴、地、栀、芩以清肝热，其间柴胡能直入足厥阴而著称，清热疏肝，效颇显著。归、芍、楂、丹参活血调经，茅根善止衄，能增强止血效力。

一般用上方1、2剂，常能见效。衄血止，则治其经闭。上例经闭的原因有二：一为肾气虚弱，《经》云“女子二七而天癸至”，应月事以时下。现患者20岁而经转，逆经果然为其因素之一，主要仍在肾气不足，胞宫发育欠佳；证之时有腰酸，更可确定；身体外表虽肥硕，往往胞宫发育非全然良好。二为逆经迫血上行，血海不充，经水闭止，因此治疗以补肝肾、填冲任为主，佐以养血调经，终于获得显效。

二十四、经行心烦

周某，33岁，已婚，工人。

患者经期尚准，惟临经时头晕胸闷，食欲不振，常易心烦，记忆力较差，经净后常有白带。

初诊：1963年9月。据述经来时胸襟不宽，夜寐不安，情绪容易激动，易多思虑，又感头眩，切脉细数，舌质绛，苔薄黄。诊断为肝木郁结，阴虚火动。治以养血逍遥兼清内热法。

甘松香3克　生地9克　石斛9克　制首乌9克　白芍6克　制香附9克　炒枣仁9克　合欢皮9克　枸杞子9克　穞豆衣9克　青蒿9克

先后治疗4次，恶心时去首乌加姜半夏，有带时加樗白皮、海螵蛸，历时2月余，经行心烦始告痊愈。

按：古人认为烦与躁，实有分别。烦者是胸中热而不安，多属阳；躁者是手足动而不宁，也有属阴。本例患者，烦多于躁，经行时加剧，所以名经行心烦。其病机为肝木郁结，情绪不佳，常因一言一语，引起激动不安，木郁则易化火，阴虚则火动，头晕失眠，日久则克脾土，因此胃呆恶心等征象蜂起。

治疗以疏肝条达、健脾和胃为主。兼有上述功用者首推甘松香，因此作为主药，《本草纲目》属芳草类，王好古谓能"理元气去郁"，为开郁的妙药，其味芳香，又能醒脾悦胃。近人以甘松香配陈皮，医治妇人脏躁，亦颇见效。复以生地、石斛、白芍养阴，香附疏肝理气，合欢皮蠲忿息怒、益神增智，枣仁养心益肝、安神滋养，枸杞子养肝益精、滋肾助气，青蒿以退虚热。而穞豆衣亦为本症的要药。本品为黑料豆之衣，性甘平，能养阴血以清肝风，又能清虚热以解烦，所以对阴虚火动的征象，颇为适应。

二十五、经来遍身浮肿

盛某，23岁，未婚。

患者月经偏后，经前有胸闷乳胀、食欲不振现象，并出现遍体浮肿，至经净后数日内，逐渐消退，如此发作已3年余。小便颇为混浊，尿常规仍属正常。

初诊：1963年9月。经水将临之际，患者面目浮肿已颇显著，面色晄白，按其手指则冷而不温。脉沉弱而弦，舌苔薄白。平时怕冷，精神疲倦，现感乳胀腰酸，食欲不佳，经来时遍身浮肿，经色紫黑，量少不爽。脾肾阳虚，肝郁气滞。治拟温肾健脾，疏肝渗湿法。

淡附片4.5克　黄芪皮12克　当归9克　制香附9克　焦白术9克　茯苓皮9克　炒枳壳4.5克　路路通9克　合欢皮9克　怀山药9克　新会皮6克

上方服2剂，经水已来，虽尚略有浮肿，但比上次已改善。乃于次月临经前来就诊，仍用上方加减，服药4剂，临经时已无浮肿现象。

按：浮肿的发生，《内经》指出与脾肾两脏关系最密，如“诸湿肿满，皆属于脾”，“肾者，胃之关也，关门不利，故聚水而从其类也。”因为脾为水之制，肾为水之本，一主运化，一主开阖，致水湿蕴聚，泛滥横溢，形成水肿。

经水与浮肿的关系，妇科书中记述较少，清代何松庵、浦天球《女科正宗》虽有先经水断绝后四肢浮肿名“血分”、先浮肿而后经水不通名“水分”之说（该书理论引自《脉经》。《脉经》云：“问曰：病有血分何谓也？师曰：经水前断，后病水，名曰血分，此病为难治。问曰：病有水分何谓也？师曰：先病水，经水后断，名曰水分，此病易治。”），但都是论经闭与浮肿的关系，并非临经浮肿。惟有《竹林女科》第30症有“经来遍身肿”，方与上例吻合，而原文叙述极简。依所用木香调胃汤（木香、生山楂、甘草梢、大腹皮、莪术、木通、砂仁、苍术、陈皮、萆薢、红花、生姜）之组成推敲，所述病症似为脾虚气滞，谅兼有小溲短涩而痛、经水不爽、脾虚不化等症，与朱老所诊治病例之病机有所相异。

本例诊治，因肾阳虚寒，制水无能，水泛甚而侮及脾土，引起肠胃不足，所以经来浮肿而经水量少、紫黑，湿阻而血滞，以小温经汤(《简易方》：当归、附子）为主。处方乃以附子为君，壮命门之火以温运脾胃，相助三焦、膀胱之气化作用，排除水湿；配以当归，调经活血，使滞留经水得以流通。用山药补脾胃，术、苓皮、芪皮、陈皮等健脾利水，消退浮肿。复佐以香附调经开郁，路路通通经活络，枳壳理气宽中，以解除胸宇不宽、乳部作胀等气郁征象乃属对证而治。

二十六、经行溲频

傅某，39岁，职工。

生育2胎，近年来每逢临经纳谷不香，小便频数，腰酸肢软。

初诊：1959年11月。据述临经时小便太频，时时欲解，尿色清彻，有时且不能自禁，而在隆冬严寒之际，夜间睡眠时常需起床5～8次，不仅睡眠不安，而且褥内亦不温暖。同时尚有胸腹闷胀、消化不良等情况。昨日经转。切脉为沉缓，舌质淡苔薄白。脾肾气虚，下元不固。治拟温补脾胃，升提举陷法。

炙升麻2.4克　潞党参6克　焦白术6克　当归6克　山萸肉9克　怀山药9克　菟丝子9克　益智仁9克　覆盆子9克　桑螵蛸9克　五味子4.5克　新会皮6克

嘱于每次临经前，连服5～6剂，患者经3个疗程，病乃好转。

按：小便虽系膀胱所司，但与脾、肝、肾等脏腑亦密切相关，所以不能孤立地认为单一实质脏腑的病变。本例临经小便频数，观其溲色清彻，兼有腰酸，参以舌脉二诊，肾虚显然。肾与膀胱相表里，虚则不能制水，影响膀胱气化，固能影响小便；而中气不足，脾胃虚弱，以致饮食不振，消化不良，运化不健，亦能导致膀胱控制无力，形成小便不禁。

本案实为脾肾气化不足，《景岳全书》云：“水泉不止，膀胱不藏者，必以气虚而然。盖气为水母，水不能蓄，以气始能固也。”并举出实证，凡气脱时常致遗溺而不能自知，证明气与小便有直接的关联。

治疗方面，着重补脾肾之气，然后相机地加以固涩之药为佐，方能应手。《薛氏医案》中有：“小便频数，或劳而益甚，属脾气虚，用补中益气汤加山药、五味。”李梴《医学入门·小便不禁》亦谓：“劳役伤脾者，主以补中益气汤。”说明用升提举陷法，不仅可以用于气陷之泄泻、脱肛等虚证，也可相应地用于小便频数证。朱老验方中用升麻、党参、白术、山药、陈皮即为补中气、举陷脱之意。至于补肾气药多选性味温酸，因温能养肾，酸能收敛，其间如五味子、菟丝子、山萸肉、益智仁、覆盆子等，都有益肾固脱、固摄小便的功能，成方如缩泉丸（见《集效方》：益智仁、乌药、山药）、茯菟丸(《证治准绳》：菟丝子、白茯苓、石莲子)、巩提丸（见《景岳全书》：熟地、菟丝子、五味子、益智仁、补骨脂、附子、白术、茯苓、韭子、怀山药）等，莫不以上列诸品为主，以治小便频数及不禁。至于桑螵蛸虽是性平，但取其酸涩之味，酸能收敛，涩可止脱，为一味固摄小便专药。桑螵蛸散虽有多方，其间《证治准绳》中曾采用桑螵蛸一味研末，治妊娠小溲不禁，说明奏效颇捷。此外，大量酸涩药能影响经水，所以不得不加当归一味，以活血调经避免流弊。

带下病

一、黄白带下

带下之定名，一因是带脉为病，二因是妇女阴道内流出一种粘液，绵绵不断如同带者。

沃某，48岁，已婚。

初诊：1959年12月。经水偏早，近几月来有黄白色带下，连绵不断，腰酸神疲。最近带下增多，质粘，色黄白，有腥味，纳呆，切脉细濡而稍数，舌质淡、苔薄白。脾虚肾亏，湿热内蕴。治用补脾肾清湿热法。

焦白术9克　茯苓9克　菟丝子9克　蛇床子12克　盐水炒黄柏9克　青蒿6克　鸡冠花9克　石莲肉9克　樗白皮12克　白槿花9克　墓头回9克

复诊：上方服数剂后，带下已大好，不仅量渐减少，且气味亦减，胃口稍开，惟仍有腰酸肢软。久带后脾肾两亏，非调补两脏清解余邪，不能收功。处方以培补先后两天，并清带脉余邪为旨。

川断9克　狗脊9克　巴戟9克　党参3克　焦白术6克　茯苓9克　陈皮6克　盐水炒川柏9克　蛇床子12克　樗白皮9克　薏苡仁12克

按：带下属带脉为病，这是历代医家所共认的。因带脉为约束腰下诸脉的枢纽，带脉失约，则任脉不固，湿热易于侵入蕴酿于内，引起带下，《傅青主女科·带下》谓："夫带下俱是湿症，而以带名者，因带脉不能约束，而有此病，故以名之。"

本例是脾虚运化失权，中气不足，带脉弛缓，失去约束的能力，复以多产兼辛劳而肾气亏损，任脉因此不固，湿热外侵后，蕴酿而成黄白带下，绵绵流出。

古人将带下和赤白痢同称带，如《妇科玉尺》谓："带，竹世切，牛头疮也，赤白痢也，又音带，带下病。"因其所下粘液，形状相似，惟一出阴道，一出肛门，但治法纯然不同。俗称痢无止法，适合《内经》通因通用的法则；而带下不论病的新久，颜色、质、味的不同，都宜截止，不能任其下注。因此樗白皮、白槿花、鸡冠花、乌贼骨等为治带的常用药。即夹湿热，亦应理湿清热与以上诸药合用，盖因兼有固托带脉止其下陷之功。上例治疗，第一方因湿热较重，祛邪为先。用柏、蒿、蛇床子、墓头回清理湿热，鸡冠花、莲肉、樗白皮、白槿花固托带脉、止带下注，复用术、苓健脾渗湿，菟丝子补肾固泄。服后带下减少，腥味已无，第二方以培补为主，断、脊、巴戟补肝肾、益冲任，参、术、苓、陈补中气、健脾胃兼能巩固带脉的总束功能，配以柏、薏、蛇床子、樗白皮的清余邪、止下陷。

方中有墓头回一药，乃属带下而有秽臭味的专药。该药《本草纲目》属杂草类，性微寒。味苦微酸涩，董炳用本品配红花、童便，酒煎服治崩中赤白带下，谓"其效如神"。笔者常用它配土茯苓，治疗腥臭带下，确属有效，屡试屡验。用量可在9~12克间。

此外，带下颜色不纯，而秽臭异常的，如《医宗金鉴·妇科心法要诀》所述带下如脓样症，属胞宫内溃，恐有痈肿，笔者用薏苡仁治疗。本品古来即以治痈消肿著称；如范汪用治肺痈，《外台秘要》用以治喉卒痈肿，《妇人良方补遗》用以治孕中有痈，即一般湿热带下亦可用本品，盖药性和平，能理湿清热，制止带下，颇为有效。用量在12~15克，宜持续服用。

二、赤带

赤带与经淋是有分别的。前者是白带或黄带，间带有红色，似血而色不纯；后者则流出全是经血。这是主要的鉴别点。

卜某，42岁，已婚，工人。

初诊：1963年9月。生育3胎，月经偏早。近1年来时有淡红色粘稠带下，并有头目眩晕，腰酸肢楚，胸胁闷胀，精神不舒。面色萎黄，眼泡稍有虚肿，纳谷不香，夜寐不安。问其带下色泽，答曰：略带淡红而未见脓液，虽稍有秽气，但并无腐败恶臭，且从未有血崩现象。问其房后有否见红，亦摇头否认。切脉细弦，舌质淡而苔微黄。肝经郁热，任带两脉虚弱。治用疏肝清热养血束带法。

香附炭9克　合欢皮9克　生地12克　川柏9克　白芷炭3克　焦白术6克　地榆炭12克　土茯苓9克　侧柏炭9克　海螵蛸9克　新会皮6克

调理10余日，带下已停，复用养血固肾药治疗其头眩腰酸等症状，后即未见发作。

按：赤带，《神农本草经》谓赤沃；赤白沃者，即是本症。隋·巢元方《诸病源候论》之中列有带下五色，赤带亦为其中之一。初起时，以郁热的因素占多数，《傅青主女科》谓："肝经之郁火内炽，下克脾土，脾土不能运化，致湿热之气，蕴于带脉之间，而肝不藏血，亦渗于带脉之内，皆由脾气受伤，运化无力，湿热之气，随气下陷，同血俱下。"

本症由肝郁而起，所下杂有赤色，赤色乃混有血液。血为人身的至宝，循环全身，荣溉脏腑，持续流出，对健康当有妨碍。因此用香附炭作为君药，除疏肝开郁外，兼有止血之功；复用合欢皮开郁健脾，和营安神；川柏、土茯苓清热止痛，术、陈健脾利湿，海螵蛸固带脉、止带下。此外，复用白芷炭一味，《神农本草经》认为主治“妇人漏下赤白，血闭阴肿”。能燥湿排脓，惜性味辛温，一般适应于寒湿瘀垢，上例病属郁热，因其湿重而带秽味，用本品少量炒炭，加入清泄药中，不独可以燥湿止血、排除秽带，而且为治带的引经药。朱老临证间，逢有形体虚胖，湿重而兼阴部痛痒并有肿胀的，常用白芷炭、车前子二味，加入清热化湿药中，增强燥湿排脓之功，颇为有效。

本例赤带连绵将近1年，屋檐滴水虽小，日久亦可穿石，所以用药治愈带下后，出现血虚肾亏征象，如头晕目花、腰酸肢软，又必须继续调养以复健康。

三、黑带

利某，49岁，已婚。

经惯于超先，经量颇多，经停后带下连绵，黄白带下中夹有黑色，气味腥臭，身体虚弱，面黄唇白，望其面色就知道阴血虚亏。根据黑带以经净后一旬较多见，平时口燥内热，但不思饮水，腰酸心荡，精神不好。经诊疗后，乃作下列脉案：

初诊：1960年7月。黑带连绵，腰酸肢软，面色不华，心烦失眠，脉象虚细而数，舌质淡少苔。《诸病源候论》云：“肾脏之色黑，带下黑者是肾脏虚损。”肾水虚乏，不能制火，虚火蒸熬，积血枯涸而成黑带。治拟滋水清火。

生地黄12克　女贞子9克　白芍6克　黄芪9克　黄

柏炭9克　肥知母9克　陈青蒿9克　地榆炭9克　仙鹤草12克　牛角腮9克（先煎）　炒贯仲9克

复诊：次月。上月服药2贴后，黑带已止，惟素有月经过多的现象，平时腰酸头眩，精神不振，昨日经临，经量又复过多，脉细数，舌苔薄黄。证属阴虚内热，脾不摄血。治拟养血固肾健脾清热。

当归6克　黄芪9克　生熟地各9克　山萸肉9克　牛角腮9克（先煎）　炒阿胶9克　炒莲房9克　炒贯仲9克　蒲黄炭9克　焦白术6克　青蒿6克　白薇6克

按：黑带，古人归之于肾，与赤带属于心有所区别，实则无论黑色或是赤色，都是出血，新则色鲜而成赤，滞留则蒸涸而变黑，堵塞其源自为主要的治法。所谓急则治标，初诊用地榆、贯众、牛角腮、仙鹤草为止血药，亦即能制止黑带；复用地黄、女贞子、白芍滋肾水补营血，配以知、柏、青蒿以清热泻火，从而排除引起黑带之病因。服2剂后，黑带遂止。

本例由于较长时间的月经偏早而量多，复有黑带，肾水不足，营血虚亏，这是久病后的必然现象。患者黑带暂时停止，如果不继续调治，内热复炽，经水过多后，黑带仍会复作。所以于经期间前来诊治时，复用养阴补血、清虚热并控制经水之方法治疗，并加入黄芪、白术以补脾阳，增加脾脏摄血、统血和生血的能力。控制经水后，恐有余血滞留，因此用当归为君，调经益血、活血，使余血不再留滞于内，免日久而化为黑带。本症病愈后，当培补气血，固肾健脾，以恢复其健康。

四、白崩

王某，36岁。

最近阴道流出白色粘液，如米泔状，久而不止，不能自禁，形容消瘦，面色憔悴，时常头眩目花，腰背酸楚，精力疲乏，头发渐落，久患白带，近则质稀如崩，按脉虚细而稍带数，舌质淡苔薄黄。诊断为脾虚肾亏，湿淫内蕴型之白崩。

本症经2次诊治，崩下已停。

初诊：1959年7月白崩月余，头眩腰酸，落发神倦，胸宇不宽。参以脉苔，脾肾阳虚而兼湿浊未清，以致固摄失权，势如堤决。治当补涩燥湿。

狗脊9克　巴戟天9克　杜仲9克　续断9克　山萸肉9克　白石脂9克（包）　焦白术9克　金樱子9克　菟丝饼9克　柴胡3克　盐水炒川柏9克

复诊：服药后，崩势已缓，症好大半，但究属慢性病，尚需调治。刻仍有头晕腰酸，两目朦胧，脉细软，舌质淡苔转薄白。湿浊渐清，脾肾亏损未复。治当温补固涩，兼清余邪。

鹿角霜9克　五味子4.5克　狗脊9克　巴戟天9克　黄芪9克　怀山药9克　山萸肉9克　焦白术6克　白茯苓9克　盐水炒川柏6克　海螵蛸9克

次年随访，述白崩痊愈后，迄今未见复发。

按：白崩征象当比白带严重，一般都由白带拖延不治，发展为崩。而带下初起，十九皆系湿热内蕴，日久身体渐虚，固摄能力减退，以致质稀量多，流出如冲，不能约束，如堤崩决。此时，兼有头晕目眩，腰酸肢软，食欲不振等脾虚肾亏现象，治疗当以补涩为主；惟需仔细辨别，是否尚有湿热余留。倘有余邪未清，徒事补涩，每未能达到塞流之目的。

本例病证，脾肾两亏，尚有湿淫内蕴，所以用巴戟、狗脊、杜仲、川断等补肾；山萸肉、金樱子、菟丝子等补肝肾、止带下；白术健脾理湿，柴胡舒肝气，解胸宇闷胀，兼能清余热；川柏燥湿清热，治疗余邪未清；白石脂为止白崩的专药，性温味涩，具固脱重镇之功，临床上每用白石脂治疗月经过多。本品治白崩如冲，服后湿热已去十分之八九。复诊以温补脾肾为主，鹿角霜、五味子配山药、芪、术，以增加其固摄能力；燥湿清热仅用黄柏一味，用量亦减，因外邪比重已少，酌加止涩药，即能挽狂澜于即倒。

五、黄水淋漓

本症指临经间，每有阴道流出黄水，质稀薄，滴点淋漓，具有秽臭味。一般多因胞宫受伤，湿热乘虚而侵入，絪缊而致，每属于带下范围。

赵某，43岁，已婚，农民。

患者生3胎，小产3次，小产后胞宫受伤，时流黄水，气味秽臭。乃于1960年9月7日至17日来诊，共6次，服药12剂，症遂痊愈。

初诊：9月7日。经期超先，量少约4日净。上月13日转，时流秽气黄水，迄今已3年余，子宫并有下垂感，腰酸肢软，舌质红，苔薄黄，脉细数。此因中气不足，带脉失约，湿热滞留，任脉不固。治拟补气升陷，健脾束带。

升麻2.4克　黄芪9克　巴戟肉9克　狗脊9克　焦白术6克　生地9克　黄柏9克　青蒿6克　樗白皮12克　白芍6克　金樱子9克　炒枳壳4.5克

二诊：9月9日。服药后，流淌黄水稍减，气味仍然腥臭，小腹下垂感减轻，刻有心烦口燥，脉象细数，苔黄腻。带脉弛缓，湿热下注。治拟健脾束带清理湿热。

焦白术6克　新会皮6克　赤茯苓9克　蛇床子12克　土茯苓12克　墓头回12克　白槿花9克　海螵蛸9克　炒枳壳4.5克　升麻2.4克　鸡冠花9克

三诊：9月11日。服药后子宫下坠感已瘥，黄水亦减，前晚经水准期而来，现感腰膝酸楚，精力疲乏。经期中调气补肾为要。

川断9克　杜仲9克　巴戟肉9克　狗脊9克　制香附9克　枳壳4.5克　怀山药9克　生地12克　青蒿6克　当归6克　陈皮6克

四诊：9月13日。经水已净，胃口亦开，头目昏花，黄水又复淋漓，脉象滑数，苔黄而腻。湿热复盛。治拟清热利湿，并固带脉。

焦白术6克　新会皮6克　樗白皮12克　五味子4.5克　海螵蛸9克　狗脊9克　黄柏9克　青蒿6克　土茯苓9克　焦山栀9克　茯苓6克

五诊：9月15日。黄水已大减，日仅流出数滴，症已大好，惟精力疲乏，头目昏花，脉象虚数，舌苔黄腻。中气虚弱，湿热未清。治拟补气固带，清理湿浊。

黄芪9克　党参4.5克　焦白术6克　陈皮6克　白芍6克　龙胆草4.5克　土茯苓12克　墓头回12克　川黄柏9克　蛇床子9克　五味子4.5克　白果7粒（打）

六诊：9月17日。上方服药后，黄水已止，腰酸肢软亦瘥，脉象虚而稍数，舌苔薄黄。湿热十去八九，及时调养。治拟补气固肾，兼清余邪。

党参6克　杜仲9克　续断9克　狗脊9克　巴戟天9克　怀山药9克　焦白术6克　陈皮6克　土茯苓9克

黄柏6克　白果7粒（打）

按：本例为小产后胞宫受伤，未注意清洁，湿热等乘虚侵入，以致感染后时流浊水，已有3年余病史，拖延日久未治，脾虚肾亏，中气不足，带脉弛缓，子宫遂有下垂感。体虚而邪实，着手治疗时，偏于扶正还是偏于祛邪，是首先要解决的问题。经考虑后，下流浊水病已甚久，难于迅速获效。子宫下垂为新病宜当先升陷，乃用升麻、芪、术、巴戟、狗脊等补气固肾，升提带脉。佐以柏、蒿等清理湿热，服后带脉已渐固，下垂感业已减轻，而内热心烦，湿热颇盛。二诊一面升提束带，如用升麻、白术；另一面则用土茯苓、蛇床子、墓头回等清理湿热。复用海螵蛸、鸡冠花固涩。服药后子宫下垂已愈，湿热征象也减轻，而经水又临，在经期中不能偏于过凉，更不能止涩。过凉能引起腹痛，止涩则经水内留，小腹会有胀坠征象，引起淋漓不爽，所以用补肾调经药。其间因患者一向经水早期，此次虽准，仍用青蒿一味，预防其下次超先。全方性质平稳，照顾其行经期的特点。经后一般多带，四诊时湿热复盛，黄水又多，乃以清理湿热为主，芩、柏、栀、蒿同用，清热利湿力宏，复用椿根皮、海螵蛸等固涩以制止黄水的产生，服后获效显著，症有转机。五诊仍用清理湿浊药，再接再厉，驱除余邪，佐以补气药，以恢复其体内的抵抗力，一鼓作气，协同歼敌，药后黄水已停。六诊则用补养固涩善其后，巩固疗效，预防复发。

六、白带（心肾不交型）

侯某，28岁，已婚。门诊号：46872。

初诊：1962年5月。切脉为细数，观其舌苔，质淡苔薄黄。询其病症，生育2胎，近2年来，情绪不佳，脾气急躁，头眩心悸，稍一劳累，即感气逆喘急，夜寐不安，腰酸神疲，并有带下，色白而稠粘，如浆糊之状。再仔细询问，且有梦交之象，醒后神疲肢楚。心肾不交。治用补肾水泻心火法。

莲薏6克　熟地9克　山药9克　山萸肉9克　丹皮9克　茯苓9克　泽泻9克　黄柏6克　知母6克　芡实9克　煅牡蛎12克（先煎）

服数剂后，症已好转。

按：本例为心肾不交型的白带。心肾不交之说，《中藏经》云："火来坎户，水到离局，阴阳相应，方乃和平。"因心为火居上，肾为水居下，水能升，火能降，则精神健康。若肾水虚亏，不能上济，于是心肝火旺，引起精关不固，发生梦交及放白等征象，治疗应用交心肾之法。上方即以六味地黄丸改为汤剂，以补肾水，使其能够上升；用川柏、知母泻君相之火，使其下降；牡蛎潜阳而兼固摄，芡实固精止带。至于莲薏一味，乃为本症君药。本品即莲子心，为莲子中绿色的胚芽，性味苦寒，功能清心去热，安神止渴。据朱老应用于临床，能使夜寐安宁，兼止涩固精，用量一般为3～9克。而清代齐有堂亦重视本品，谓"莲薏尤能清心气下通于肾，使心肾相交"，诚然。

七、锦丝带

锦丝带属带下病中之一，但与一般带下有所区别。一般带下质地虽有稠薄，未有具韧性者；锦丝带则不然，往往可用卫生纸揩出，细长如银丝，晶莹而透明，长度自寸余至尺长，具韧性可拉长而不折断。此种带下历来妇科书籍中罕见记述，临证所见颇多，下面是一个病例。

沈某，28岁，已婚。

初诊：1962年1月。婚后未孕，经期偏后。初潮颇迟，来后往往1年一转，婚后较见好转，惟有时亦延至2个月一转。平时畏寒，精神疲倦，在经净后第二旬间，常有锦丝带出现，逢有这种带下时，腰部酸楚不堪。据述，此种透明的锦丝带，常伴同腰酸而来，小溲或大便后，可随草纸揩出，平时小腹有虚冷感，现则稍有隐痛，性欲淡薄，精神不振。按脉沉细，舌质淡苔薄白。肾气亏损，冲任虚寒。治拟温肾暖宫、填补冲任法。

鹿角霜9克　紫河车6克　淡附片6克　肉桂2.4克　当归9克　熟地9克　山萸肉9克　仙灵脾9克　菟丝饼9克　杜仲9克　金樱子9克　陈皮6克

用上方加减调理后，腰酸、小腹虚冷感均好，锦丝带亦少。乃嘱以症属慢性，难以急切图治，丸以缓治，宜常服金匮肾气丸，徐徐改善。

按：本例病症，首先为胞宫发育欠佳，初潮较迟，经水时常落后，甚至需1年而转，量少色淡，为本症特征。妇科检查，子宫6½厘米，比一般较小。患有锦丝带，参以舌脉，当归冲任虚寒，所以时有小腹虚冷感。以血肉有情之品，峻补胞宫，如用紫河车、鹿角霜类；再以温里暖宫之附、桂，解除由内寒引起的小腹隐痛。复用归、地以调经养血，仙灵脾、杜仲之固肾壮腰膝，并以萸肉、菟丝、金樱子等补肝肾、止带下，陈皮健脾胃、促进食欲。服后症状改善，带下好转。又嘱其长服肾气丸。

锦丝带属冲任虚寒，出现时必伴有腰酸，此为本症的特征；拖延不治，则小腹由虚冷感进而为隐痛。疾病演变至此，十有八九兼有不孕症，非温暖胞宫，不能恢复生育，盖冲任虚寒，焉能受孕。《诸病源候论》即有“子脏冷无子”之说。陈士铎《石室秘录》谓“女子不能生子有十病”，而以“胞胎冷”居首。“胞胎之脉，所以受物者也，暖则生物而冷则杀物矣。”

妊娠病

一、恶阻呕吐

黄某，34岁，已婚。

平时胃气素弱，食欲不旺，现怀孕70日，头目晕眩，恶闻食气，胸闷气逆，恶心呕吐已30余日，近日呕吐加剧，甚至呕出鲜血，乃于1962年2月伴同来诊。

初诊：2月22日。怀孕2月余，恶阻呕血，头晕心烦，性情急躁，脉象滑数，舌苔薄黄。此乃脾虚胃热，呕吐伤络。治拟宽胸健脾，降逆止血。

鲜生地12克　淡子芩9克　焦白术6克　新会皮6克　砂仁4.5克（后下）　姜竹茹9克　老苏梗6克　伏龙肝12克（包）　藕节炭9克　左金丸3克（包）

复诊：2月24日。服药二剂后，呕血已停，泛恶亦瘥，渐能进食，现略感头晕腰酸，脉象细滑，舌苔薄黄。腰为肾之府，妊娠忌见此部酸痛。治拟固肾健脾顺气宽中。

姜半夏6克　姜竹茹9克　焦白术6克　新会皮6克　鲜生地12克　杜仲9克　续断9克　藕节炭9克　左金丸2.4克（包）　乌梅1枚

服后恶阻渐止。

按：恶阻之定名。《胎产心法》谓："恶心阻其饮食也。"民间称为"害喜"，为妊娠初期常见的征象，凡怀孕2～3月间有轻度恶心，间或呕吐，食欲不振，欲啖咸酸果实等症候，仅需从饮食起居方面加以注意，能保持情绪平和，选择所好、易消化、富有营养之食品服用，并注意适当休息，自可毋须治疗，稍隔时日，症状即能自然消失。若平时胃气虚弱，情绪易于波动者，恶阻时呕吐剧烈，或停食时间过久，甚至呕血或昏厥者，能妨碍母胎双方健康，当宜医治。

恶阻由胎气上逆影响脾胃而引起，治以健脾宽中，降逆清热为主。以下是朱老常用方，用于一般恶阻呕吐者颇验，方为焦白术、姜半夏、姜竹茹、橘皮、砂仁(后下)、淡子芩、乌梅、左金丸。胃寒去芩加生姜、伏龙肝；胃热酌加姜川连、活水芦根；兼有呕血加鲜生地、藕节炭以凉血止血，兼有腰酸加杜仲、续断以固肾壮腰。

恶阻呕吐剧烈者，每致服药亦呕，影响疗效，必须配合下列两点药法，当能见效：

第一：服药前，可先饮生姜汁数滴，或先用生姜和薄粥汤煮滚。稍温后饮用，再行服药；胃热者可先饮少许冷饮，然后服药。

第二：服药亦不宜一次服用，当分数次，若能下咽后不吐，稍等片刻，再行服药。

此外，尚有一类严重恶阻，非但药入即吐，甚至见药闻味即吐，长期厌食，形体消瘦，面容憔悴，或卧床月余不起，每依注射维生素、葡萄糖液度日。对于这类患者，可采用香开蒸气一法，法用鲜芫荽（俗名香菜）

一把，加苏叶、藿香各3克，陈皮、砂仁各6克，蒸沸后倾入大壶内，将壶口对准患者鼻孔，令吸其气。此本芳香之气，得之能宽胸定逆，悦脾醒胃。病者顿觉胸腹舒适，略思饮食，其后即可试服小许易于消化食物，往往便能纳受，不再呕恶。

二、子悬

子悬为怀孕后，实感胸肋闷胀，气促烦闷，《广嗣纪要》所谓“如物悬坠之状”，并非是胎能悬挂。

曹某，21岁，已婚。

初诊：1959年12月。怀孕8个月，因气恼而气机上逆，胸肋间如有气闭壅塞，一度昏厥。今患者自揉胸部，据述前日气塞而昏厥，苏醒后，胸肋闷胀，恶心呕吐。现心烦口燥，腰背酸楚，不思饮食，似有异物阻塞，异常难受。按脉滑数，舌苔黄腻。症系气郁使然，首先宜心情宽畅。

苏梗6克　白术6克　陈皮6克　白芍6克　合欢皮9克　带壳砂仁2.4克（后下）　淡子芩9克　钩藤12克（后下）　杜仲9克　续断9克　姜竹茹9克　2剂

复诊：情绪较佳，面貌已无苦闷之象，服药颇见功效，呕逆已停，胸脘闷胀亦瘥，现胃口似稍开，略能饮食，稍感腰酸和胎动，其他无所苦。按脉亦不若上次之数，舌苔由黄腻而变为薄黄，症已大好。宗原意续予宽胸健脾、解郁安胎以善其后。

苏梗6克　合欢皮9克　白芍9克　代代花2.4克　带壳砂仁4.5克（后下）　白术6克　陈皮6克　钩藤12克（后下）　菟丝子9克　覆盆子9克　茯苓9克

按：妊娠后期，胎儿逐渐增长，腹部膨大，胸脘部分遭受影响，稍感胸闷肋胀，气急不舒，乃病程之常，不足为病。惟在此期内，遭受情志刺激，肝气夹热上逆，则胸肋闷胀现象变本加厉，渐趋严重，似有一团气块，涌塞于胸中，以致心窝闷，烦躁不安，甚至气逆而昏厥，神识模糊。不仅有碍孕妇健康，而且妨碍胎儿的安全。应急就医，以防后患。

本例即因情志刺激，气郁而夹热上扰，引起气机窒塞，呕逆而烦躁，内热口燥，不思饮食，治疗当以清热解郁、疏肝降逆为主。本症古来多以苏梗为君药，盖既有理气宽中，又有止呕之功，复有安胎之效，对本症非常适应。白芍柔肝缓急，并能健脾止痛，亦为要药；合欢皮能化郁息怒，令人欢乐无忧，可使肝气条达；竹茹、砂仁健脾降逆，仲、断为王肯堂杜仲丸（杜仲、川断、枣肉）主药，安胎壮腰膝；复用钩藤、黄芩以清肝经郁热，阻其上扰。服后见效颇速，呕逆胸闷等症，次第减轻。惟经此症骚扰后，胎儿为之不安，所以有腰酸胎动之感，复诊遂以健脾安胎为主。以确保母体和胎儿健康。

本症，古人往往以《本事方》之紫苏饮（紫苏茎叶、大腹皮、人参、川芎、陈皮、白芍、当归、甘草）为主，李梴《医学入门·子悬》甚至谓："火盛极一时，心气闷绝而死，紫苏饮连进救之。"老紫苏为辛温药，其他药如大腹皮、陈皮、当归亦为温药，全方偏于温补，且人参为补气药，虽云有益气之功，但究对胸肋窒闷气机不通征象不利；至于川芎，不仅辛温而升提，且为活血药，即使分量减轻，亦不适本证。盖临证间，子悬属郁热者，十居其九，即《医学入门》亦谓系"胎热气逆凑心"所致，故治疗不能偏于辛温，尚需酌加清热药，清热与解郁并重，方能合拍。王孟英治其妻怀孕八月而患子悬，曾用生石膏以清阳明之火。另一次怀孕八月复患子悬，以苏叶、大腹皮等合芩、栀、竹茹合用，以清热安胎。

三、子肿

子肿是妊娠期间孕妇体内发生水肿，是胎前症中最常见的一种。

钱某，38岁，已婚，工人。

患者来诊时，腹部膨大，面目浮肿，按脉浮紧，舌苔黄腻，业已怀孕9个月。最近10日来开始浮肿，胸闷气急，饮食无味，内热心烦，小溲短少，大便溏薄，次数也较多，乃按其臂上皮肤，按处成一凹穴，久而不起。证属脾虚湿热，兼有内热。治用健脾利湿，束胎清热法。

黄芪9克　苍白术各4.5克　生地黄9克　焦山栀9克　淡子芩9克　青蒿6克　汉防己9克　新会皮9克　茯苓皮9克　地骨皮9克　炒枳壳4.5克

患者服上方2剂后，小溲通畅，肿势顿减，因将临产期，旋即分娩而肿势全消。

按：本例为脾胃虚弱，湿邪停滞，《素问·至真要大论》云："诸湿肿满，皆属于脾。"盖脾虚则湿阻，脾又主肌肉，司运化，虚则运化受阻，不能制水，水饮不化，湿淫流注肌肤，形成浮肿。复因即将足月，胎儿成长，体积膨大，逼迫胸腹，感觉气促闷胀，又紧逼直肠，导致大便频数。胎热上炎，引起内热口燥。

治疗以黄芪为君，因能补气健脾，促进运化，培土止泻，复有利水退肿之效，适合于脾胃虚弱者；其性甘温，对于湿阻者不甚相宜，所以用苍术、白术为臣，燥湿健脾，脾健则运化正常，水湿何从滞留；栀、芩、蒿能清内热，生地滋阴凉血，复用陈皮、冬瓜皮、防己、地骨皮、苓皮等利水消肿，并加入枳壳一味，以疏通气机，束胎易产，用于将产的患者，颇为合拍。

古来对妊娠浮肿因部位的不同，而有各种不同名称，如《医宗金鉴·妇科心法要诀》分类：头面、偏体浮肿者为子肿，大腹胀满者为子满，腿脚肿大者为子气，两脚肿而张原者为皱脚，两脚肿而皮薄者为脆脚。实则以上证候，都可归于子肿名目内。

水肿的发病机制，《素问》指出与脾、肺、肾、三焦、膀胱都有关系，脾虚前已提及，而《素问·水热穴论》谓："其本在肾，其末在肺，皆积水也。"《素问·灵兰秘典论》谓："三焦者，决渎之官，水道出焉。"又谓："膀胱者，州都之官，津液藏焉，气化则能出矣。"但妊娠子肿与脾的关系为密，其次为肾，至于影响肺，一般是水肿盛，上逆而引起气促而已。朱老的常用方为依照《金匮》防己黄芪汤（防己、黄芪、甘草、白术）加减。方为：黄芪9克，白术6克，带皮苓9克，汉防己9克，生地黄9克，淡子芩9克，桑白皮9克，大腹皮9克，新会皮6克。脾虚纳呆者去芩加木香、砂仁；湿重下肢麻木者加赤小豆、冬瓜皮；肾亏腰酸者去子芩加杜仲、续断；胎胀气滞者去黄芪加香附、枳壳；兼有内热者加钩藤、青蒿、地骨皮。其间尤宜辨别为阳虚导致，或兼有肝阳偏旺；前者宜温补脾阳，后者宜潜阳清热。

子肿病属于脾阳虚弱者，在发作前每有预兆出现。凡是妊娠后有身体怕冷、食欲不振、大便溏薄等脾胃虚弱证候，必须重视，加以及时治疗。服用香砂六君丸（香附、砂仁、陈皮、半夏、潞党参、白术、茯苓、甘草）等温补脾胃，使能逐渐恢复正常，水湿得以正常排泄，每可阻止疾病的发展，使以后不发生水肿症状。

四、转胞

转胞，《诸病源候论》又谓胞转，指妊娠小腹垂胀，小便不通之症状。

王某，38岁，已婚。

患者多产，素体虚弱，现妊娠4个月，忽患小腹坠胀，小便不通，已有一昼夜，清晨赶来急诊。患者谓：自怀孕后，食欲不振，时常头眩目花，腰酸不舒。最近10天来，小腹有坠胀感。昨晨起小便不通，尚不留意，至晚间膨胀难受，一夜未有好睡，所以一早赶来就诊。按脉后，嘱其平卧，按其小腹，摸得胎位较一般低下，追问病史，平时经来腰酸便溏，子宫位置后倾，遂作脉案如后。

初诊：1960年6月。素禀虚弱，复又多产，刻怀孕4个月，胃呆腰酸，昨起小溲不通，小腹垂胀难受，脉细滑，苔薄白。症属转胞，肾气不足，胎位下垂所致。治拟固肾托胎。

升麻2.4克　五味子4.5克　杜仲9克　续断9克　菟丝子9克　怀山药9克　白术6克　带皮苓9克　陈皮6克

上方嘱服1剂，明日再来复诊。因征象颇急，小溲再不通利，会引起后果不利，所以观察服药后动静如何，再作对策。第2天患者来述，药后，小便业已经通畅。

复诊：昨服固肾托补药后，胎位稍起，膀胱气化已复，小溲通畅，腹胀顿宽，腰酸好转，现稍感耳鸣目花，再宗原意以巩固疗效。

升麻2.4克　五味子4.5克　黄芪9克　孩儿参4.5克　狗脊9克　菟丝饼9克　山药9克　炒枳壳4.5克　覆盆子9克　白术6克　茯苓9克

按：转胞症首载于《金匮要略·妇人杂病脉证并治》谓："问曰：妇人病，饮食如故，烦热不得卧，而反倚息者，何也？师曰：此名转胞，不得溺也。以胞系了戾，故致此病。"患此症者，一般以妊娠7～8个月较多，因胎儿渐大，体虚乏力，不堪胜任，重而下坠，压迫膀胱，所以小便滞潴，未能排泄。间亦有妊娠中期（4～6个月）发生，盖因肾气不足，胞络松弛，子宫素有后倾，妊娠后胎位较下，压迫尿道，因此小腹垂胀而小便不通。治疗以升提带脉，温补肾气，使系胞有力，胎位稍升，则排泄道路通畅，小溲溺出如注矣！

方以升麻、五味子升提举陷，固带脉升胎位，黄芪补气提神，如陈、术、苓等，脾胃健则中气足，小便通利则胀痛瘥。或有问："本症既为小溲不通，为何用收敛之菟丝饼、覆盆子？"盖症由肾气不足而引起，肾系胞，胞络为肾所主，上两味药能固肾，固肾即能健壮胞络，胞稍升后小便自利；若多用通利疏通之品，与病并无裨益。

五、子嗽

咳嗽本属内科，惟妊娠咳嗽，诊疗时必须照顾受孕后之特殊情况，所以名曰"子嗽"，以别于平时咳嗽。

朱某，25岁，已婚，工人。

从怀孕3个月起，即感受风寒，喉痒咳嗽。现已7

个月，症尚未愈，腰酸胁痛，小便频数，并时有潮热恶寒现象，咳剧时甚至小溲不禁，胎动不安，心窝苦闷，乃来就诊。约经半个月调治，症方痊愈。现将脉案录于后，以观疾病进退和用药次序。

初诊：1 月 12 日。怀孕 7 个月，咳嗽已 3 个月，咯痰不爽，略有喉痒，恶寒潮热，胸胁闷胀，泛之欲呕，脉象滑数，舌苔薄白。证属风寒袭肺，痰湿内蕴。治当宣肺疏散。

紫苏叶梗各 6 克　前胡 4.5 克　藿佩梗各 4.5 克　新会皮 6 克　制半夏 6 克　姜竹茹 9 克　玉桔梗 4.5 克　白术 6 克　炙款冬 9 克　炙甘草 3 克　象贝粉 3 克（吞）

二诊：1 月 15 日。服药后寒热已退，咳嗽已爽，食欲不振，略有腰酸，慎防久咳伤胎。治拟化痰安胎，并祛余邪。

焦白术 6 克　新会皮 6 克　桔梗 2.4 克　沙参 6 克　炙紫菀 6 克　炙款冬 6 克　怀山药 9 克　杜仲 9 克　续断 9 克　炙甘草 2.4 克　杏仁 6 克

三诊：1 月 18 日。咳嗽已瘥，痰亦渐清，胃口稍开，腰酸仍然。腰为肾之府，不容忽视。治拟固肾养金。

炙款冬 6 克　炙紫菀 6 克　肥麦冬 6 克　苏梗 6 克　白术 6 克　白芍 6 克　新会皮 6 克　菟丝子 9 克　覆盆子 9 克　五味子 2.4 克　炙甘草 3 克

四诊：1 月 21 日。服药调治后，胸闷已宽，咳嗽亦少，刻有胎动不安，腰酸不舒，肺脏余邪已清，但胎已受震。治拟镇咳安胎。

枇杷叶 6 克（包）　蒸百部 9 克　炙紫菀 6 克　炙款冬 6 克　蛤粉炒阿胶 9 克　杜仲 9 克　续断 9 克　五味子 2.4 克

炙甘草2.4克　苎麻根9克

五诊：1月31日。咳嗽已停，诸恙次第就愈，稍有腰酸力乏，邪去扶正，以复康宁。治拟固肾安胎。

孩儿参4.5克　白术6克　麦冬6克　杜仲9克　续断9克　菟丝子9克　五味子2.4克　熟地9克　茯苓9克　苎麻根9克　南瓜蒂2枚

按：肺司呼吸，外合皮毛，内为五脏华盖，位高气清，其性娇嫩，外邪侵袭，最易感染，引起咳嗽多痰。而妊娠期间患此拖延不治，能震动胎儿，导致流产。陈自明《妇人良方》谓："夫肺内主气，外司皮毛，皮毛不密，寒邪乘之则咳嗽……其嗽不已，则传于腑，妊娠病久不已，则伤胎也。"

本例子嗽就诊时已连绵3个月，惟尚有喉痒、咯痰不爽、恶寒潮热等症，并参照脉、舌二诊，证明尚有余邪未清，虽久病仍以祛邪为主。其有喉痒，有痰难以咳出，当以宣肺祛痰药为治。前胡、桔梗、贝母等为要药，佐以健脾降逆，如半夏、陈、术、竹茹等，并加苏叶梗、藿佩梗以祛风寒余邪。所选药物，性较纯和，能祛邪而不伤胎。服后寒热退，咳痰爽。二诊已不用发表药，传肺药则仅用少量桔梗，佐以较多润肺化痰之品，如沙参、紫菀、款冬、杏仁等。久咳易伤胎，腰酸即为预兆，因此用保孕丸(《千金方》方：山药、杜仲、续断）中药品，以固肾壮腰膝。服后咳痰已少，说明痰湿将去。所以三诊不用宣肺之桔梗，改用性质缓和之润肺化痰药，如麦冬、款冬等。腰酸频作，护胎为当务之急，应用菟丝子、覆盆子、五味子等温补肝肾，保护胎儿。服后咳嗽已成尾声，而出现胎动不安的症状。此时，润肺化痰药中加入镇咳药，如枇杷叶、百部等，以免咳嗽震动胎儿。同时并用多量的固肾安胎药，如蛤阿胶、苎麻根、仲、断等，使胎元稳固。服后，隔数日，诸恙均愈，仅余轻微的腰酸，邪去扶正，乃用养气血、补肝肾药以养胎，恢复母体健康。

六、孕痢

沈某，23岁，已婚，职员。

患者于1959年秋季，怀孕5个月时，因饮食不慎，湿热内蕴，以致腹痛便痢，里急后重，日泻10余次，痢下赤白腻垢，状如软稠冻胶，并有恶臭味。于9月间来诊时，告曰怀孕而患痢疾，不能小视。若拖延不治，极易引起小产。初次孕育，更要有耐心，必须完全痊愈，方可无虞。经4次诊治，始恢复健康。现将当时记录志后。

初诊：9月15日。妊娠5月余，便痢3日，头眩胸闷，纳呆神疲，小腹时常隐痛，下痢颇频，脉象浮濡，舌苔黄腻。证属外受暑湿，内伤饮食，积滞内蕴，传化失职。治拟理湿清热，护肠导滞。

粉葛根9克　淡子芩9克　川雅连3克　白头翁9克　马齿苋12克　银花炭9克　焦白术6克　炒枳壳4.5克　新会皮6克　谷麦芽各9克　苦参子肉5粒（另吞）

二诊：9月16日。腹痛便痢次数较少，腰酸不舒，胎动不安，此系排便不爽，用力努责，以致震动胎气，慎防小产。治宜清理胃肠，健脾安胎。

粉葛根9克　淡子芩9克　白头翁9克　秦皮9克　煨木香1.8克　马齿苋12克　川雅连2.4克　白芍6克　杜仲9克　续断9克　南瓜蒂2枚

三诊：9月17日。服后腹痛便痢大减，昼夜仅五六次，胎动稍好，腰酸亦瘥，带下连绵，余邪尚未彻底清除。治拟固肾安胎，理湿清热。

芍药9克 黄芩9克 白头翁9克 马齿苋12克 煨木香9克 秦皮9克 菟丝子9克 覆盆子9克 白茯苓9克 樗白皮9克 南瓜蒂2枚

四诊：9月18日。便痢已停，胃纳不馨。脾肾为气血之本，供养胞胎之源，当应调理后天，以复其原。治拟醒脾悦胃。

焦白术9克 炒陈皮6克 白茯苓9克 白头翁9克 马齿苋12克 化秦皮9克 扁豆衣9克 带壳砂仁2.4克(后下) 白芍9克 鸡内金6克 生甘草2.4克

按：妊娠痢疾，比通常更应重视，因腹痛便痢，脾胃虚弱，能使母体亏损，影响胎儿营养。并且患者里急后重，不免用力努责，排除积滞，震动胎气，能导致小产或早产。沈金鳌《妇科玉尺》谓："胎前杂证虽多，惟伤寒痢疾最为恶候，不可不虑。"

前人对妊娠痢疾，辨证与治疗均颇谨慎。《张氏医通》中指出应有五审，以诊断孕痢的轻、重、缓、急。五审为：一审饮食之进不进，二审溲之通不通，三审腹之痛与不痛，四审后重之重不重，五审身之热不热。然后再观定其积之稠不稠，色之鲜不鲜，当以身热腹痛、干呕欲吐、饮食不进者为严重证候。

治疗孕痢，《张氏医通》中复提出三禁：一禁荡涤肠胃，使胎气下坠；二禁渗利膀胱，使阴液脱亡；三禁是兜涩滞气，使后重转加。其间，尤以第一禁为最重要。因此时须照顾妊娠时期的生理特点，凡大黄、芒硝、巴豆、牵牛一类剧泻药，都能使下部充血，影响胎儿的安全，应谨慎使用；即在积食停滞，仍宜消导，不宜荡涤。至于用药止涩的问题，凡痢疾内有积滞，当不能兜涩，否则积滞内蕴，腹痛转剧，症反严重。如已痢久滑脱，气血虚寒的，仍应用温涩固脱，不必拘泥于上说。

本例为湿热性孕痢，乃湿热与积滞蕴结而成，治疗以清湿热、化积滞、调气血、护胎元为主。初诊以葛根黄芩黄连汤（张仲景方：黄芩、黄连、葛根、甘草）为主，并加入治痢专药，如马齿苋、白头翁、苦参子肉等，增强制痢的功效，术、陈、枳壳、谷麦芽健脾消积，调气和胃；另用银花炭清热止血。服后征象已减，但有腰酸和胎动不安之象。二诊稍用少量木香，以治泄痢后重，调气行滞，以符塞者通之之意；芍药止痛缓急；仲、断、南瓜蒂固肾安胎，避免胎儿受压下垂。三诊时，表证已罢，下痢大减，而带下增多。带下与赤白痢古时同称“带”。盖初起时病因相近，形状相似，出现是证，尚有余邪，仍酌用清热理湿之品，彻底祛邪。复用秦皮、椿根皮二味止痢而复涩带。近人常用秦皮止痢，樗白皮治带，不知古人亦用前者治带。《本草从新》即言本品治崩带，又用后者治痢。《本草拾遗》即谓椿根皮治赤白久痢。今腹中积滞已十去八九，所以制止泄痢，以免影响胎元，再加菟丝子、覆盆子、南瓜蒂补肝肾固胞胎。四诊时，痢已停止，食欲不振，因此仅用少量治痢药防甚死灰复燃，复用健脾和胃之品复其原；使其健胃苏醒，纳呆渐馨，恢复运气，充养气血，不仅有益于孕妇身体健康，亦为保护胎儿之必要措置。

在治疗过程中，能饮焦锅巴汤、苋菜汤，或口饮茶汁，或稍食糖醋大蒜头，都可以促进疾病好转，而对孕妇有益。

七、妊娠下肢静脉曲张

徐某，31岁，已婚。

初诊：1959年7月，怀孕3月余，面色皖白，精神委顿，按其脉滑而无力，舌质淡苔薄润。详视其小腿部位，见有静脉突起，曲张如蚯蚓然，颜色紫黑，用手摸得屈挛处，胀痛颇甚，且感到下肢沉重，同时食欲不振，精力疲乏，腰部时感酸楚，小溲频数。按其胎位，较一般低下，小腹有下坠感。本症系肾气虚弱，下肢气血郁滞所致。治拟固肾益气养血活络法。

杜仲9克　续断9克　狗脊9克　五味子4.5克　黄芪9克　白术6克　白芍9克　归身6克　制首乌9克　丝瓜络9克　新会皮6克

上方加减服6剂后，腰酸症状已减，腿部静脉曲张亦好，腿膝沉重感消失，小腹部不再有坠胀感。

征象好转，再用补气益血健脾活络法以善其后。

潞党参6克　怀山药9克　白术6克　茯苓9克　新会皮6克　五味子2.4克　炒枳壳3克　杜仲9克

按：妊娠下肢静脉曲张，一般以将近产期时出现较多。因胎儿渐大，压迫血管，引起下肢部分血循郁滞，所以络脉突起而发生胀痛。此种情况，若不严重，自可不加治疗，候产后压力消失，症状自然就愈。惟本例怀孕未满4个月，即有小腿络脉突起。盖其肾气虚弱，胎位下垂，压迫血络，下肢络脉血壅郁所致。治疗以固肾补气以治其本，党参、黄芪、杜仲、续断、五味子等均能补气安胎，增强胞络功能，使下垂胎位得以稍升，不致压迫血络；同时用养血活络药为佐治其标，如归身、熟地、首乌会同丝瓜络等，帮助下肢瘀血能够恢复运行，不致局部壅塞。

本例第一方是根据胎元饮(《景岳全书》方：人参、当归、杜仲、白芍、熟地、白术、炙草、陈皮）化裁，该方为冲任气虚，胎元不固而设；加五味子、狗脊等以增强提系胞胎之力。服后，颇有见效。惟本症究由气血虚亏，肾气不足而引起，非培养其本不能保其日后不另生枝节。所以更用第二方调治，该方由玉阴煎(《景岳全书》方：熟地、山药、芍药、扁豆、茯苓、五味子、人参、白术、炙草、莲肉）化出，以填补先后二天，培养气血。至于活络之药，颇多兼能活血碍胎；此次选用丝瓜络，其性辛甘平，作用和缓，能贯通经络行血而不损正气故也。

八、妊娠腰酸

洪某，24岁，医务工作者。

患者于1959年5月间结婚，一向月经正常，而婚后即不复来潮，民间称为“坐床喜”，怀孕2个半月时，有胸闷头眩，胃呆恶心等恶阻现象，腰部酸楚显著。

初诊：7月23日。怀孕2月余，胸闷头眩，泛泛欲呕，形容消瘦，腰酸频作，小溲频数，脉象沉滑无力，舌质淡苔薄白。属妊娠恶阻且有肾虚之象。治拟健脾固肾。

杜仲9克　续断9克　菟丝子9克　覆盆子9克　生地黄9克　焦白术6克　新会皮6克　姜半夏6克　白芍6克　乌梅1枚　桑寄生9克

二诊：7月26日。上次服药后，诸恙均瘥，腰酸已愈，恶心亦停，刻感精神疲乏，头目昏花。治拟健脾安胎。

焦白术6克　白芍6克　杜仲9克　续断9克　姜竹茹9克　茯苓9克　带壳砂仁2.4克（后下）　新会皮6克　鲜荷蒂2枚

按：肾与腰部有密切的关系，《素问·脉要精微论》谓："腰者，肾之腑，转摇不能，肾将惫矣。"《素问·标本病传论》谓："肾病少腹腰脊痛、骱酸。"所以欲诊断肾病，可以从询问腰部症状着手。明·彭用光《体仁汇编》中，即认为肾病"其候在腰"，肾又系胞，肾气虚弱，则受胎不实，容易引起小产；而腰为肾之外腑，肾病则恒由经络传导于腰部，《素问·金匮真言论》谓："病在肾，俞在腰股。"怀孕而常有腰部酸楚或疼痛者，每能导致漏胞。因此，巢元方谓："妊娠而腰恒痛者，喜堕胎也。"

本例妊娠2月余，恶阻兼有频繁腰酸，胎气上逆外，肾气亦复虚弱。轻度恶阻，本极普遍，腰痛频作，实为可虞。治疗以补肝肾为主。杜仲、续断为治肝肾不足，腰膝酸痛之要药；桑寄生能系胎壮骨，增加固肾安胎之功；菟丝子、覆盆子亦能安胎壮腰膝。合而用之，功效显著；再配合和胃降逆药，制止恶阻。服后腰酸愈，恶阻减。乃再以健脾悦胃为主，催进食欲，补充营养，此外稍加补肾安胎药即可。上虽二方，用药可随证象的进退而权变。

成方中治妊娠腰酸或疼痛者，若为单纯肾虚，有保孕丸（《千金方》方：杜仲、续断、怀山药），如兼有脾虚则有安胎寄生汤（张文仲方：桑寄生、白术、茯苓、甘草），气虚肾亏，脾胃不健者有所以载丸（陈修园方：白术、人参、桑寄生、云茯苓、杜仲、红枣），都可以酌情引用。

此外，妊娠期间出现腰酸证候者，除服药安胎外，更应注意护理及适当休息，勿作过剧劳动和运动，尤须节制性欲，可保胎气宁谧。有数次坠胎史之滑胎患者，如妊娠有此现象，更宜卧床休息，以免突然小产。

九、妊娠腹痛

顾某，30岁，已婚。

初诊：1959年7月。患者于28岁结婚，怀孕3月余，时值盛暑，最近数日，内热头晕外，兼有腰酸腹痛，小腹坠胀感，略有白带。食欲不振，近日纳食很少，大便尚为正常。乃按其腹，腹部并不膨胀，而疼痛在小腹部，并有下坠感觉，知其并非饮食积滞；头晕，时有头痛，面部常有升火，小溲短热，参以脉象滑数，舌苔薄黄，头晕属于肝旺。本症属肾亏肝旺。治用固肾安胎，平肝清热法。

生地黄9克　山萸肉9克　杜仲9克　续断9克　女贞子9克　焦白术9克　茯苓9克　淡子芩9克　钩藤12克（后下）　苎麻根9克　新会皮6克

复诊：据述腹痛已好，腰酸白带亦瘥，头晕心烦，次第即愈，刻尚有小腹下坠感，精神疲乏。治用固肾益气兼清头目法。

孩儿参4.5克　黄芪9克　白芍6克　白术6克　陈皮6克　杜仲9克　续断9克　女贞子9克　生地黄9克　钩藤12克（后下）　南瓜蒂2枚

按：怀孕后发生腹痛，首先要同饮食积滞、消化不良所引起之腹痛鉴别。可依疼痛部位，有否腰酸，参以脉苔，得出结论。本例腹痛兼有腰酸腹坠，乃肾气虚弱，胎结不实，为漏胎先兆症状，比单纯腰酸者，症状又演进一步，拖延不治，常能发生流血，导致小产。

医籍中每认为本症多属虚寒，如《金匮要略·妇人妊娠病脉证并治》谓："妇人怀娠六七月，脉弦发热，其胎愈胀，腹痛恶寒者，小腹如扇，所以然者，子脏开故也，当以附子汤温其脏。"又谓："妇人有漏下者，有半产后因续下血都不绝者，有妊娠下血者，假令妊娠腹中痛，为胞阻，胶艾汤主之。""妇人怀娠，腹中疠痛，当归芍药散主之。"说明此症偏于虚寒，腹痛每兼有下血者，用药也宜温补，但也不能拘泥。本例虽属肾虚，而兼有肝旺征象，水不涵木，虚阳上扰，因此有头晕面红，口干心烦诸候，所以治疗除固肾益气外，兼加入平肝清热、润水滋阴之品。因时值暑天，常能引起肝阳上扰。初诊处方固肾安胎用杜、断，滋阴润水用生地、萸肉、女贞子，复用钩藤，黄芩清热治头眩，术、苓、陈等健脾胃助运化，服后诸恙均瘥。而小腹下坠感未减，气虚肾亏之证候显然，所以复诊方中，太子参、黄芪为君药，补气增强提系胞胎之力；此外复着重于脾肾，盖傅青主谓："补先后二天之脾与肾，正所以固胞胎之气与血。"因此，术、陈与仲、断同用。

本案证明治疗本症不能偏热一说，从而认识到因地因时制宜，对于辨证则具有重要意义。

十、胎漏

王某，20岁，已婚，教师。门诊号：27242。

复诊：1956年8月21日。患者陈述2个月前曾小产，冲血甚多，身体尚未复原，最近怀孕又见红3次。近日头眩心烦，内热口干，胸闷不舒，腰酸，并有畏寒身热之象，按其脉为细滑，舌质绛而苔薄黄。流红，色鲜红，量不多。属血虚内热所致漏，素体虚弱，冲任不固。除用药调治外，复应诸事谨慎，方能保全胞胎。治拟健脾养血，清热安胎法。

归身6克　生地6克　白芍9克　白术6克　陈皮9克　苏梗6克　淡子芩6克　香附炭3克　焦栀9克　炒阿胶9克　藕节炭9克

用上方加减服4剂后，漏红已停，寒热已退，饮食亦逐渐恢复正常。

复诊：11月1日。面色萎黄，精神疲怠，今晨又复漏红，腰背酸痛，小腹并有隐痛。乃按其腹，摸得胎儿如4个月大，问感觉稍动否？回曰："尚觉能动。"切脉滑而无力，舌苔薄白。追询问其有否受寒，乃答："昨晚曾同房，今晨又红，血量尚少。"病因与上次不同，盖由房帏不慎，复受寒冷，冲任受损，引起胎元不固。治用温中健脾，固肾安胎法。

陈艾炭6克　炒阿胶9克　黄芪9克　焦白术6克　仙鹤草9克　炮姜炭2.4克　白芍6克　大熟地9克　苎麻根9克　杜仲9克　炙草2.4克

服二帖，腹部不再隐痛，漏红亦止，经调理后，诸症次第就愈。

按：胎漏症，古人很重视，因为有关母胎健康，《妇人良方》谓："妊娠经水时下，此由冲任气虚，不能约制……名曰胞漏，血尽则毙矣。"又谓："妊娠下血，因冷热不调，七情失宜，气血不和所致。若伤于胎，则痛而下血，甚则胎坠矣。"

本例患者，冲任受损后尚未复原，2个月余又告怀孕，结胎不实，血虚内热，遂1个月而流红3次，乃处方以阿胶汤(《医宗金鉴·妇科心法要诀》方：当归、川芎、白术、熟地、阿胶、杜仲) 加减，因略有寒热加苏梗，胸闷气郁加香附炭，服4剂而见效。隔2个月余，复由房帏不慎，损伤胎气，因而见红，乃用胶艾汤(《金匮要略》方：地黄、川芎、阿胶、甘草、艾叶、当归、芍药) 加减，因受寒气，加炮姜炭，复用杜仲、苎麻根以助系胞之力。至于归、芎为血中阳药，能动血，所以减去未用。

怀孕后而有小产史者，以暂时禁欲最为上乘，张景岳谓："凡受胎之后，极宜节欲，以防泛溢，而少年纵情，罔知忌惮……必由纵欲不节，致伤母气而坠者为尤多也。"

十一、滑胎

滑胎之名，见于《医宗金鉴·妇科心法要诀》谓"无故至期数小产"，形成一种习惯性流产。

谷某，38岁，已婚，文艺工作者。

患者婚后曾生2胎，自第3胎起，妊娠数月，即行小产，以后接连数次如此，先后小产7次。1961年年底，停经2个月时，化验妊娠小便阳性，乃来就诊，告曰："滑胎患者，虽有卒不及防，但一般为有腰酸为其先兆，所以应在有此现象时即来诊治，不应见红后始恐惧而前来。此时再行安胎，每因胎元已损，难于挽回。"

患者于预觉腰酸时即来诊治，虽数度有滑胎征象，此次终究得固。

初诊：1962年1月10日。怀孕2个半月，头眩胸闷，纳呆神疲，泛泛欲恶，兼有腰酸，脉象浮滑，舌苔黄腻。系肾虚而胎气上逆。治宜宽中和胃，固肾安胎。

生地12克　焦白术6克　淡子芩6克　川断9克　杜仲9克　桑寄生9克　姜半夏6克　姜竹茹9克　苏梗6克　陈皮6克

嘱其注意休息，防止腰酸加剧。

二诊：3月9日。怀孕4个半月，工作时突感腰酸频作，兼有咽喉干燥，音哑不畅，脉象滑而无力，舌质降而少苔。告其暂时不宜练嗓参加歌唱，并另购生梨膏冲服。

炒归身4.5克　大熟地9克　炒白芍9克　川断9克　菟丝子9克　覆盆子9克　金樱子9克　焦白术6克　桑寄生9克　凤凰衣2.4克　苎麻根9克

服4剂后而腰酸止。

三诊：4月18日。怀孕5个半月，由疲劳遂感精神倦怠，腰酸特甚，小腹且有下垂感，患者恐将早产。经辨证为中气不足，肾气亦亏，胎元虽受损，但脉虚中带滑，能及时预防，尚可无虞。

孩儿参9克　黄芪9克　熟地9克　茯苓9克　白术6克　桑寄生9克　杜仲9克　苎麻根9克　南瓜蒂3枚　陈皮6克

经1个月的卧床休养，症状消失。

四诊：7月13日。怀孕8个月，因跌仆受伤，踝关节疼痛，腰酸复作，复因暑日饮食不慎，大便溏泄，小腹隐隐作痛，有垂坠感，幸而胎儿尚动，脉象虚弱带滑。治用固肾整肠，壮筋安胎法。

潞党参4.5克　焦白术6克　广陈皮6克　焦扁豆12克　杜仲9克　续断9克　狗脊9克　桑枝9克　鸡内金9克　马齿苋12克　香连丸4.5克（入煎）

上方服4剂后，征象已转危为安，便溏止，腰酸腹坠亦减，乃于8月中旬，足月而平安生产。

按：滑胎，医籍中颇多记述，巢元方谓：“血气不足，故不能养胎，所以致胎数堕。”汪石山谓：“堕胎太多，气血耗甚，胎元滋养，故频堕也。”本症以肾气虚弱，冲任受损者居多数。治疗应在怀孕而兼有腰酸现象时，即行安胎，所谓防微杜渐。否则每月一旦流血，旋即胎坠，时极仓促，措手不及。

本例滑胎，接连小产7次，冲任损伤。初以恶阻碍胎，泛恶兼有腰酸，治以宽中和胃与固肾安胎并重。次因练唱伤喉，中气不足，从而有碍胎气，音哑兼有腰酸，用润喉安胎法，得以安渡。再次因操劳过度，腰酸兼见小腹坠胀，症又演进一步，乃以补气养血固肾安胎法为治，使肾气足，系胞有力，不致下坠。最后跌仆受伤兼有小腹痛坠而便溏，两者都能伤胎，幸而未流红，复及时调治，固肾以托胎，整肠以治泻，终于足月生产。殊可欣慰。

治疗本症，主要掌握下列原则：一是补气益血。凡有小腹重坠感觉时应注重补气，太子参、黄芪等都可使用；中气足，带脉固，胞胎不致下垂。而益血乃为补充胎儿营养，促使发育成长，熟地、阿胶等亦颇惯用。二是固肾气肾系胞。肾气不足则胞元不固，胎动不安或胎漏下血，更需固肾气强冲任，使胞胎稳固，杜仲、续断等得以入选。三是健脾胃。脾胃为水谷之海、生化之源，消化吸收，输布精气，与母胎的营养和健康，莫不有直接之关系。朱老安胎的常用方为太子参、土炒白术、白芍、阿胶、杜仲、续断、桑寄生、藕节、苎麻根。

尚有一点，应特别提出：素有滑胎者，不宜生育过密，否则屡孕屡堕，徒然形成气血虚亏，冲任损伤，而后嗣终不可得。朱老逢滑胎家，嘱于小产后必须避孕年余，而在期间，用仲、断、菟丝子、覆盆子、紫河车、芪、地等补肝肾、补奇经，使受损之胞宫得以充分恢复正常后再行受胎，则胎元结实，不致轻易滑矣。

十二、胎萎不长

徐某，27岁，已婚，职员。

患者月经素准，1961年12月间末次月经，于次年3月怀孕3个月时突然患急性阑尾炎。进医院施行手术，切除阑尾后，胎儿发育不良，胎位不见长大；近至怀孕5个月间而不感胎动，腹部亦不见膨大。曾在他处诊断胎儿可能已死，惟久未见胎下。

初诊：1962年5月21日。近日胸闷纳呆，精神不振，腹痛阵作，秽带连绵，是否胎儿已坏？脉象虚弱而稍带滑，舌质淡苔薄腻而未见青色，消化虽不良叶气未有秽味，小腹阵痛而未有坠胀感。腹中胎儿是否真已死亡，尚未有确征，即有一线生机，仍宜抢救。现用分胎法治疗，俾使胎儿垂危能活，已死则下。

潞党参9克　川芎2.4克　丹参9克　白术9克　陈皮6克　苏梗6克　木香4.5克　杜仲9克　桑寄生12克　菟丝子9克　狗脊9克　2剂

复诊：5月24日。上方服后，腹痛已停，秽带亦少，证候已有好转，自觉腹部较前稍大，切脉细滑，舌苔微白。胎儿转机有望，不过胎儿虽活而已受损，尚需继续调治，否则易生变端。

潞党参9克　黄芪9克　丹参9克　熟地12克　砂仁

2.4克（后下） 茯苓9克 焦白术6克 川断9克 狗脊9克 鸡内金6克 谷麦芽各9克

患者得知有转机，心乃大安。服8剂后，胎儿渐见增大，已感胎动。

再诊：怀孕6个月时，今晨下部漏红，量尚少，腰酸兼有腹胀感，小便频数，脉象滑数，舌苔薄黄。告以回家必须卧床休息，服药后如能血止，当可挽回，否则有早产可能。因脉仍带滑，及时安胎。

太子参9克 生地18克 白芍6克 淡子芩6克 阿胶珠12克 炒藕节12克 杜仲9克 桑寄生12克 菟丝子9克 苎麻根12克

服上方2剂后，流红已停，惟尚时有腰酸腹痛，仍以上方加减调治，约服10余剂。至7月余，妊娠虽将8个月，按腹胎儿如6个月大小，但有胎动，因暑天饮食不慎，突然腹痛泄泻，旋即流红，乃又赶来医治。

又诊：7月23日。诊时，患者心绪焦急，腰痛、泄泻、见红、腰酸，恐要早产，但按脉为滑数，舌苔薄腻。宜安静平卧，休息调治。

焦潞党4.5克 白术6克 陈皮6克 苏梗6克 炮姜炭2.4克 淡子芩6克 杜仲9克 桑寄生12克 藕节炭9克 苎麻根9克 香连丸4.5克（入煎）

复诊：上方加减服4剂，流血停，腹泻止，但时感腰酸，溲频，腹部下垂，胎动不甚。乃用调补之剂。

潞党参9克 黄芪6克 杜仲9克 续断9克 白术9克 白芍6克 菟丝子9克 金樱子9克 覆盆子9克 桑寄生12克 苎麻根9克

先后服10余剂，至10月间，过预产期数日而生产，母子平安，隔数年后随访，孩子发育良好，身体健康。

按：胎萎不长又名为胎弱症，宋·陈自明《妇人良方》中即有记述："夫妊娠不长者，因有宿疾，或因失调，以致脏腑衰损，气血虚弱而胎不长也。"临证间，均因妊娠禀赋虚弱，难以养胎，或怀孕后跌仆受伤，或房事不节，以致漏胎下血。后流血虽停，但气血已虚，母腹不再膨大，胎亦不动，拖延日久，每易形成胎死腹中，而久不排出，又能造成过期流产。

本例胎萎不长，乃怀孕4个月时，因切除阑尾手术，气血受损，胎气亦伤，所以胎儿不长。当时情况，确有胎死腹中之可能，但按脉仍稍带滑，舌未带青，小腹无冰冷感，口中未有秽气，说明存一线生机，宜大力救治。服药后征象好转，腹渐增大，惟胎儿究因受伤，更加身体孱弱，变端时生。6个月发生流红，调治后流血止。过1个月，又因饮食不慎，腹痛泄泻，胎儿受震，旋即流血，有发生早产之虞，经调治后，又能转危为安，顺利生产。

治疗本症，宜健脾胃，以充生化之源；峻补气血，滋养胎儿；复宜固肾安胎，防其重坠而小产。用上方后，常能使胎萎不长而得以继续生长，因此，在此紧急时期，绝不可放松抢救机会。本症经治愈，大多能足月生产，亦有少数超过预产期，甚至可延长数月而分娩。

十三、死胎不下

范某，37岁，已婚，工人。

患者33岁结婚，妊娠5个半月时腹部被撞伤，曾经两度见红，胎动消失。10月5日至某医院检查，检验小便妊娠试验阴性，认为胎儿已死腹中，久而不下，建议手术取胎，患者不愿。经该院介绍，来诊。

初诊：1958 年 11 月 6 日。近日胸闷纳呆，撞伤至今已有月余，腹部不感胎动，按腹虽妊娠 6 个半月，而胎位反见萎缩，如 4 个月形状，切脉弦涩。乃采用活血下胎法。

当归尾、桃仁、牛膝梢、杜红花、京山棱、蓬莪术各 9 克　煎汤送服大黄䗪虫丸(《金匮要略》方：大黄、黄芩、甘草、桃仁、杏仁、地黄、干漆、䗪虫、水蛭、蛴螬）12 克　3 剂

复诊：据述药后小腹隐痛，阴道业已流血，惟胎儿尚未落下，刻感精神疲乏，头晕肢软，按脉虚弦，舌苔薄白，乃用黑神散加减。温中活血。

当归 9 克　赤芍 9 克　熟地 12 克　黑豆 12 克　泽兰叶 12 克　肉桂 3 克　京山棱 9 克　蓬莪术 9 克　生甘草 3 克　3 剂

死胎连胎盘全下，落下时胎儿已经腐烂，除腹部略有胀痛外，流血不多，经过良好。

按：引起本病之原因，有因妊娠期间房事不节，有因跌仆举重，跌打损伤，也有因孕妇禀赋怯弱，气血虚衰，漏红损胎，因此胎儿受伤，夭折腹中，而又滞迟未能排出。

验胎儿之死生，医籍中均以舌诊为主，认为“舌赤胎生”，“舌青胎死”。可是《傅青主女科·子死腹中难产六十一》眉批谓：“曾有产妇面黑舌青，用补气养血活血之药而子母复得皆全者，亦万中之一幸也。”说明单凭舌诊便遽下判断，也不是一定可靠。临证间有死胎不下，舌质不一定出现青色；也有妊娠期间患肝脏病，肝经郁血而现舌青者。所以诊治死胎不下，必须诊

断明确，如无确证，宜观察一个时期，不能妄施攻法。如相隔一个时期，腹部不膨大而反萎缩，不见胎动，再结合四诊，如有舌青，腹中阴冷，小腹有重坠感，腹胀胃呆，口吐秽气，脉象弦涩等情，而脉症因具全者，再作几次小便妊娠试验，都是阴性反应时方可确认为死胎不下而施以攻下之法。

胎儿既然已死腹中，并无生机，久不落下，对母体有害，所以可作为"宿瘀"看待。治疗方法，如患者身体尚健，可用红花、桃仁等活血祛瘀之品，煎送大黄䗪虫丸。红花本为下胎药。熊宗立《妇人良方大全补遗》有简易方："热病胎死，红花酒煮汁饮二、三盏。"但此等活血药宜与大黄䗪虫丸配合，效方显著。大黄䗪虫丸必须吞服，入煎则效逊。本品确有活血祛瘀、排出死胎之功效。

若是患者身体虚弱，无力排出死胎，可用黑神散（《局方》方：熟地、归尾、赤芍、蒲黄、桂心、干姜、生草、黑豆）。方中用归尾、赤芍、蒲黄活血，熟地可养阴补血，阴血充则死胎得以滋润而便于滑出；桂心、干姜辛温壮阳，和活血祛瘀药配合，有增强排除死胎能力的功效；黑豆既可活血，与生草配合，又能缓解孕妇死胎腐败而引起的中毒情况——头晕、心烦、泛恶、口吐秽气等现象。

十四、堕胎

管某，39 岁，已婚，农民。

患者怀孕 2 个月余时，胎漏见红，连绵已有 9 日，乃来就诊，关于诊疗经过，现分析三个阶段于后。

初诊：1957 年 7 月 21 日（胞漏下血阶段）。患者来述，近日腰酸腹痛，阴道流血夹有血块颇多，小腹垂胀，按脉浮滑无力，舌质淡红苔薄白。流血日数太多，胞胎已伤，恐难于保全，现防其大量冲血。拟用健脾益血，补气固脱法。

归身炭9克　黄芪9克　白芍9克　白术9克　陈棕炭9克　蒲黄炭9克　仙鹤草12克　大熟地12克　炒莲房9克　蛤阿胶9克　陈皮6克

二诊：7月27日（胎坠流血不止阶段）。头扎土布，精神疲乏，声称昨晚已有肉状血胞落下，现流血未停，头晕目眩，腰酸不舒，腹部尚有少许隐痛，按脉细软而稍带弦，舌质红苔薄。拟用补气血，祛残瘀法。

当归6克　川芎4.5克　大熟地9克　焦白术6克　白芍6克　枸杞子6克　杜仲9克　续断9克　茯苓9克　淡远志6克　仙鹤草12克　陈皮6克

三诊：7月24日（调养阶段）。面色皖白，精神倦怠，说话时语声低微，谓服药后流血已止，头眩腰酸较瘥，小腹部不再隐痛，不过四肢无力，渴欲睡眠，切脉细软，舌质红少苔。流血虽止，气血已亏，调养更宜注意。治用健脾胃，补气血法。

潞党参9克　黄芪6克　当归6克　生熟地各9克　五味子4.5克　白芍6克　蒲黄炒阿胶9克　杜仲9克　续断9克　茯苓9克　白术6克　陈皮6克

按：《妇科心法要诀》称："五月成形名小产，未能形象坠胎言。"说明5～7个月间已成形而堕下者，名小产；受孕未满3个月，胎儿尚未形成而堕下者，名堕胎。堕胎原因，朱丹溪《格致余论》里认为有二因较为重要：一为虚，"血气虚损，不足荣养，其胎自堕"；一为热，"劳怒伤情，内火便动，亦能堕胎。"

本例为气血虚弱，结胎不实所引起。在第一个阶段，妊娠2个月余，漏红9日未断，胎已受伤，难能保全，但作万一计，仍以补气摄血为治。但亦并非完全蛮涩，方中归身炭，止血中寓以行血，能保全则血当停，若胎已坏则任其下。二阶段，服后，胎遂堕下，流血不止，小腹隐痛，脉又带弦，恐尚有残滞未下，所以补肝肾中寓于祛瘀之品，如用归、芎即为此意。三阶段服药瘀下已停，气血虚亏，肝肾不足，所以神疲力乏，肢软嗜睡，必须调养，以复其旧，乃用填补先后二天并益气养血之品，逐渐恢复其健康。

十五、人工流产后腰酸恶露不断

周某，36岁，已婚，工人。

患者经人工流产后，腰酸颇甚，恶露连绵，迄今34天未断，于1960年7月间前来诊治。

初诊：7月12日。刮宫后恶露连绵月余未停，头眩目花，腰酸不舒，胸闷心荡，兼有带下，略有秽臭气味，脉象细数，舌苔薄黄。证属冲任受伤，固摄无权，阴虚火旺，湿热内蕴。治拟调补冲任兼清湿热。

黄芪9克　当归炭9克　炒阿胶9克　菟丝子9克　覆盆子9克　杜仲9克　川断9克　白术6克　陈皮6克　仙鹤草12克　黄柏炭9克　樗白皮12克

二诊：7月14日。服药后，瘀下稍减，带下亦少，仍有腰酸力乏，心悸不安。治拟健脾胃固冲任。

黄芪9克　狗脊9克　山萸肉9克　炒阿胶9克　五味子4.5克　杜仲9克　菟丝子9克　覆盆子9克　仙鹤草12克　白术6克　陈皮6克　川柏6克

三诊：7月16日。药后带下已愈，恶露亦渐减少，精神尚充，脉细软，舌质红少苔。尚宜澄源塞流，以收全功。

黄芪9克　生熟地各9克　当归炭6克　仙鹤草12克　炒贯众9克　陈棕炭9克　蒲黄炭9克　黑荆芥4.5克　白术6克　陈皮6克　青蒿6克

四诊：7月18日。上次服药后，恶露当晚停止，现已净2日，尾骶骨部尚有隐痛。治拟温肾固托，巩固疗效。

鹿角霜9克　漂龟甲9克　黄芪9克　生熟地各9克　金樱子9克　五味子4.5克　黑荆芥4.5克　仙鹤草12克　炒贯众12克　蒲黄炭9克　焦白术6克

五诊：7月20日。恶露已净4日，腰酸尾柱部冷痛均瘥，现感头眩胸闷，精神疲乏。治拟调补气血，以复其源。

黄芪9克　杜仲9克　生熟地各9克　怀山药9克　巴戟天9克　金樱子9克　仙鹤草12克　焦白术6克　砂仁2.4克（后下）　陈皮6克　鲜荷叶2角

按：人工流产手术后，倘若胞宫受损，冲任督三脉都发源于此外，相应地亦受影响。冲任隶于肾，肾气虚弱，腰部出现酸楚或疼痛，督脉受损。尾骶骨疼痛尤为突出，兼有精神疲倦，头眩目花，恶露连绵不断。治疗宜用补气血填冲任，以增强固摄能力。本例刮宫后身体虚弱，冲任不固，复受湿热侵袭，恶露月余不断，兼有少量秽带，治用调养与清理湿热，攻补兼施之法。诊疗两次后，热清湿化而恶露虽少未停，乃用补气摄血药，恶露始止。四诊时尾骶骨疼痛，此处为督脉所辖，《素问·骨空论》谓：督脉“贯脊属肾”。督脉损伤，常致脊柱疼痛，李时珍《奇经八脉考》谓：“三部俱系直上直下者，督脉也。动苦腰脊强痛，不得俯仰。”治疗以温补督脉为主，鹿角霜得以为君，盖《得配本草·奇经药考》谓能有“通督脉之气舍”之功效。至于龟甲，得阴气最足，善通任脉，峻补阴血，与鹿角霜配伍，两者都为血肉有情之品，一阴一阳，性即调和，味亦纯厚，虽属暑天，酌加健脾之品，可服而无碍。服后疗效颇著，诸恙均次第好转，仍用健脾胃补气血药调治，得以逐渐恢复健康。

产后病

一、产后血晕

王某，27岁，已婚。

患者禀赋怯弱，1959年冬季分娩后，出血颇多，头晕目眩，胸闷心悸，泛泛欲吐，一度昏厥，不省人事，经家人运用土法，以醋烧沸使气熏两鼻，始缓缓苏醒，前来门诊。

患者面色皖白，声音低微，感全身酸软无力，头目昏暗，耳鸣作响，恶露不多，指头麻木。手指微微抖动，如落叶然。按脉虚细无力，舌淡少苔。此乃产后出血太多，血少气弱，血液不能正常供应指梢及脑部，于是出现这种症状，返家后宜卧床休息，调补后当能好转。

初诊：12月26日。产后出血过多，暴虚而难能荣灌全身，一度昏厥。刻感畏寒气弱，恶露量少色淡。证属气血不足。治拟充养气血。

大黄芪9克　焦白术6克　陈皮6克　炒当归9克　川芎4.5克　白芍6克　杜仲9克　续断9克　熟地9克　砂仁3克（后下）　狗脊9克　怀山药9克　桂枝2.4克

二诊：12 月 28 日。服药后未再昏厥，刻感头眩心荡，夜寐不安，腰酸殊甚，食欲不振，皆因血亏气弱，冲任受损。治拟健脾益血兼填奇经。

巴戟肉9克　狗脊9克　杜仲9克　续断9克　归身9克　川芎4.5克　黄芪9克　熟地9克　白术9克　茯苓9克　陈皮6克

三诊：12 月 30 日。服药调理后，精力稍充，指麻亦愈。刻胃口虽已稍开，食后仍有饱满感。脾应中宫属土，为气血之泉源。治拟调补后天，重视充养。

潞党参4.5克　白术9克　新会皮6克　白茯苓9克　炒枳壳4.5克　苏梗6克　枸杞子9克　白芍6克　广郁金6克　带壳砂仁4.5克（后下）　焦内金9克

四诊：1960 年 1 月 2 日。诸恙次第就愈，胃纳馨而精神亦佳。治拟宽中健脾。

黄芪9克　潞党参4.5克　归身9克　白芍9克　炒枳壳4.5克　广郁金6克　薏苡仁12克　白术6克　茯苓9克　陈皮6克

按：《素问·五脏生成论》谓："肝受血而能视，足受血而能步，掌受血而能握，指受血而能摄。"充分说明血液荣灌脏腑四肢，无处不达。产后流血过多，旧血暴亡而新血未能骤生，营阴下夺，脑部为至交顶巅，当受影响，脑部血少，引起目黑头晕，甚则昏闷不省人事，正如《妇科心法要诀》所谓："恶露去多唇面白，乃属血脱不须疑。"

本例属于《妇人良方》所谓"去血过多而晕绝者"。气为血帅，血为气配。阴血暴脱，气未有不随之而虚者。因此脑部及指梢首当其冲，难以正常供养，头眩指麻，甚至昏厥。治疗当以峻补气血为先。《济阴纲目》治产后去血过多昏晕不醒，用芎归汤（川芎、当归），养血生血，兼取其活血行血之功。盖如单纯用补血药，新血一时未能到达末梢，惟有稍加有行血功能者，使运行循环加速，上至巅顶，末致指趾，脏腑肌肉，均得充分荣溉而恢复正常机能，头可不晕，指可不麻，本症治疗即根据此种原理而订。初诊用芎、归外，复加桂枝，取其温通经络、运行血液之功；有形之血赖无形之气以生，加补气药黄芪，复用术、陈等健脾，以助运化；仲、断、脊等以固肾气。服药调治后，即不再昏厥。二诊时因其腰酸之症较为突出，肾气虚弱，冲任不固，恶露复有崩冲之可能，故治以固肾气为主，复加调养气血药为佐。三诊时诸症均减，但胃肠消化不健，乃用四君子汤（参、术、苓、草）为主，补气益脾，以充气血之源。四诊为调养药，充养精神，恢复健康。

临诊间，产后血晕以虚证为多，至于实证因瘀滞而昏厥者颇为少见。辨证可从小腹硬痛，脉弦涩有力，舌质带青等处着眼。治疗用独行散(《女科准绳》方：五灵脂)，再稍加行气药如香附、郁金、乌药、木香等品，效方显著。

二、产后子痫

方某，30岁，农民，已婚。

患者生第3胎后，即有手足抽搐，突然昏迷之症。1960年第4胎产褥期间，日前又告发作，突然人事不知，须臾自醒，头晕目眩，腰膝酸楚。家人恐其一再发作，引起危险，乃陪同前来就诊。

初诊：8月3日。产后22天，恶绝未净，胸闷头晕，日前突然闷冒不识人，少顷自复，舌质红而苔薄黄，脉象细数。属产痫之象，血虚火旺，肝风上扰，以致发病。治宜养血平肝。

紫贝齿 24 克（先煎） 嫩钩藤 18 克（后下） 明天麻 2.4 克 淡子芩 9 克 生地 12 克 郁金 9 克 远志 9 克 炒枣仁 9 克 青蒿 9 克 炒枳壳 4.5 克 焦白术 6 克 新会皮 6 克 茯苓皮 9 克

时值盛夏，天气炎热，农村习俗，恐产妇受风，每将窗棂门户密关，闷不通风，付方时叮嘱谓："产妇不宜直接受风，但宜使室内空气流通，稍开窗户，反而有益。"

二诊：8 月 5 日。服药颇效，头目渐清，昏冒未再发作，胸肋亦实，食欲稍增，惟感心荡怔忡，夜寐不安，阴虚内热，血不养心。治当潜阳滋阴，平肝安神。

紫贝齿 18 克（先煎） 嫩钩藤 12 克（后下） 茯神 9 克 远志肉 9 克 炒枣仁 9 克 青蒿 9 克 生地 12 克 制首乌 9 克 郁金 6 克 白术 6 克 杜仲 9 克 生甘草 2.4 克

本症经治疗后，产痫未再发作。

按：产痫，为病势严重之证候，在分娩时或产褥期发作，症状一若子痫，惟一在妊娠期间发作，一在产期或产后发作。

本例属产时流血较多，营阴下夺，阳越不潜，肝阳上扰，引起发作。时值炎暑，产妇蹐跼床上，室内气温又高，乃属发病的诱因。

治疗后改善居处情况，使室内空气流通。用药原则，《医学心悟》对产痫之主张"胎气既下，以大补气血为主"，仅可作为参考，而不能偏执。朱老认为宜养血潜阳、平肝清解为要。初诊即以贝齿潜阳，钩藤、天麻、芩、蒿等平肝清热，用生地补血，枣仁、远志安神，复用陈、术、苓等健脾胃，郁金宽胸理气，药后效颇显著。二诊时头目渐清，胸宇亦宽，说明浮阳渐降，而出现心悸失眠等血不养心之症状。治疗以补血滋阴、养血宁神为主，茯神、枣仁、远志与地黄、首乌并用。而仍用潜阳镇逆药以防肝阳复燃，惟用量较前已有减轻，并稍加宽胸健脾药，以促进食欲。用后效验。

三、产后恶露不绝

邵某，24岁，已婚。

产后2个月余，腰酸肢软，恶露淋漓不断，头日昏花，乳水不足。

初诊：1962年12月20日。面色萎黄，产后恶露未断已60余日，腰酸肢软，精力倦怠。前曾用药奏效不显，观前用药，多为补涩之品。恶露颜色仍红，脉细软稍带弦涩，惟小腹间略有坠胀而无痛感。证属气血亏损，冲任不固而尚有残瘀滞留。治以固肾养血为主，稍加祛瘀之品。

潞党参6克　黄芪6克　熟地9克　赤芍6克　杜仲9克　续断9克　白术6克　陈皮6克　地榆炭12克　五灵脂9克（包）　茯苓9克

复诊：12月23日。据称服药后恶露渐少，时下时停，腰部仍感酸楚，小腹下坠感则已消失。按脉细迟，已无弦象。治拟固奇经补气血法。

黄芪9克　当归9克　熟地9克　仙灵脾12克　巴戟天9克　狗脊9克　炒阿胶9克　赤芍6克　白术6克　炮姜炭2.4克　黑地榆12克

三诊：12月26日。喜称恶露于前日起停止，观2日来未见红，仅略感腰酸，尚有带下。治用固肾健脾养血束带法。

怀山药9克　焦白术6克　陈皮6克　地榆炭12克　杜仲9克　狗脊9克　五味子4.5克　金樱子9克　熟地9克　制首乌9克　椿根皮12克

按：妇人分娩后，即有恶露，正常约1个月内停止，如逾1个月以上，仍是淋漓不绝，乃属病态。《妇人良方》认为："产后恶露不绝者，盖因伤经血，或内有冷气，而脏腑不调故也。"这是指虚证而言，气血虚弱，冲任不固，子宫收缩乏力，复旧不全，以致淋漓不断，影响健康。

本例为恶露2个月未停，有腰酸头眩等诸般虚象，前医用补涩而未效。乃详察其症，脉虽细软但稍带弦，小腹略有坠胀，说明仍有少些瘀血滞留，瘀血不去，新血不能归经。所以在补虚药中，酌加五灵脂、赤芍等1~2味行血祛瘀药，一方面排出瘀块，另一方面补气固肾以帮助胞宫恢复原状，增强固摄能力，服后恶露大减。二诊乃以补气血，益肝肾为主，而行血之品，仅加赤芍一味而已。至于增炮姜炭，以其温经止血，帮助固摄经血，针对脉象细迟而设。三诊时恶露已停，略有带下，乃用补脾益血，恢复其健康。

临证间有新产而气血虚弱、恶露较多者，日久每拖延而导致恶露不绝，逾期1~2个月不止。预防之法，朱老每嘱用腹带法。此乃中医学固有之方法，今加以改良应用，其法为在腹壁上放棉花4~5层，用软布围而缚之。好处有三：一为外面稍加压力，能帮助子宫早日复原。二能使腹部温暖，防止固摄乏力，引起恶露不绝。三防止腹壁肌肉由于分娩而引起的松弛，并减少内脏下垂之诱因，是以值得推荐。

四、产后背痛肢麻

张某，32 岁，已婚，工人。

产后中暑，赴医院急诊，用冰袋降温后，感腰背酸痛，四肢酸麻，一受风吹，腿膝间犹如针刺。近日势更加重，精神疲惫，上下扶梯亦步履不便，心绪焦急前来门诊。

初诊：舌质淡苔薄白，按脉细迟。寒入经络，气血阻滞。治拟温经活络，养血固肾法。

鸡血藤膏 12 克　熟地 9 克　黄芪 9 克　肉桂 2.4 克　川断 9 克　黄精 9 克　杜仲 9 克　白术 6 克　嫩桑枝 9 克　宣木瓜 9 克　汉防己 12 克

复诊：步履较前略健，背部仍有寒痛，四肢酸麻则已稍好，精神稍振，胃口渐开。治用温养督脉活血通络法。

鹿角霜 9 克　淡附片 4.5 克　当归 9 克　大熟地 12 克　黄芪 9 克　桂枝 4.5 克　牛膝 9 克　鸡血藤膏 12 克　焦白术 6 克　络石藤 9 克　海风藤 12 克　汉防己 12 克

上方加减进服数剂后，症状好转。

按：本例为产后中暑，用冰治疗，复感受寒气，侵袭经络，以致气血受阻，背腰四肢恒感酸麻疼痛，影响步行和工作。证之脉苔，寒凝之象显然。治用温经以祛寒邪，活络以助气血正常运行。产后身体虚亏，补气养血健脾和胃药亦宜酌量加入，服药有效。二诊时因其背部寒痛感觉显著，督脉受损，督脉源自胞中，上循脊柱，受寒后即显脊背寒冷而痛，俯仰不便。温补督脉，以鹿角霜、附子为最著。《得配本草·奇经药考》谓："鹿角霜通督脉之气舍。""附子主督脉脊强而厥。"并用归、地养血；黄芪补气而复助归、地生血；更用桂枝疏通气血，使能达到四肢末梢，促进循环不已；用牛膝以强腰膝，藤类以通经活络。服后能使精神振奋，阳气恢复，手足轻便灵活。

五、息胞后冲任受损（人工胎盘剥离后出现下肢麻木）

张某，33岁，已婚。

1962年初夏，分娩时胎儿已下，而衣胞（胎盘）仍未排出，所谓“息胞”症即是。当时腹痛流血颇甚，虽经按摩腹壁，依然无效，不得已作人工剥离胎盘，以致胞宫受伤。五旬来常感耻骨疼痛，下肢麻木，步行不便，精神委顿，乃来就诊。

初诊：5月14日。人工胎盘剥离后冲任受损，耻骨疼痛，有撕裂感，小腹坠胀，下部阴冷，大便惯阻，舌淡苔薄白，脉象虚细。五旬来征象有增无减。治拟温补肝肾，活络通经。

当归9克　炒川芎4.5克　怀牛膝9克　桂枝4.5克　熟地9克　阿胶9克　黄芪9克　桑枝9克　木瓜9克　甜苁蓉9克　仙桃草12克　陈艾6克

二诊：5月16日。服药后下体阴冷及麻木感已瘥，行动较为灵活，大便虽解不爽，精神疲惫，舌淡少苔，脉象细软。证属胞宫虚寒，耻骨受伤。治拟温宫活络，补骨止痛。

当归9克　骨碎补9克　黄芪9克　刘寄奴9克　熟地6克　焦白术6克　陈皮6克　牛膝9克　威灵仙9克　肉桂2.4克　甜苁蓉9克　黑芝麻12克

上药服数剂后，症状业已好转。

按：本例为息胞，经施行取胞手术，胞宫受伤，耻骨部分亦受损害，以致发生下肢麻木、耻骨疼痛等症状。治疗当以温胞宫、填冲任、活经脉、疗骨伤为主。初诊以黄芪补气，治小腹垂感；归、地、胶等养阴补血，促生新血充养络脉；芎、桂枝、牛膝等通经脉活血络，则使下肢气血运行能恢复通畅，消除麻痹感觉；桑枝、木瓜、仙桃草健筋络；陈艾暖宫温经；甜苁蓉既能温肝肾又含油质，能滋润大肠，善治产妇血亏便秘，有润寓于补，不伤正气而有通便之功。

二诊时，除从第一方加减外，复增入二味治骨伤专药，乃针对耻骨疼痛而设。一为骨碎补，性味苦温，有温肾补伤折、活血止痛之功。据苏颂称："蜀人治闪折，筋骨伤损，取骨碎补根捣筛，煮黄米粥，和裹伤处，有效。"盖取续骨、坚骨之义；配以威灵仙，镇痛之力更著。一为刘寄奴，性味苦温，治跌打损伤，瘀凝肿痛。

六、产后寒瘀腹痛

许某，28岁，已婚，农民。

患者于1960年夏季，产后四天时，暑天贪凉，晚间未盖好腹部，以致感受风寒，翌晨小腹冷痛，痛势剧烈，恶露骤止，腰酸肢软，头眩目花，家人抬来门诊。

初诊：8月15日。产后感寒，头痛畏寒，胸闷腰酸，恶露阻滞，腹痛殊甚，脉象细迟而涩，舌苔薄白。证属寒邪侵袭，瘀滞内留。治拟温宫祛瘀。

炒荆防各4.5克　炮姜4.5克　焦楂炭9克　生蒲黄9克　五灵脂9克（包）　川芎4.5克　当归9克　川牛膝9克　大熟地9克　制香附9克　乌药9克

二诊：8月17日。服药后头眩腹痛略瘥，刻感腰酸不舒，肢节疼痛。治拟固肾养血，健脾温络。

防风己各6克　陈艾6克　当归9克　熟地9克　白术6克　茯苓9克　陈皮6克　杜仲9克　续断9克　狗脊9克　牛膝9克

三诊：8月19日。经调治后，腹痛停止，恶露亦行，惟量不多，腰酸肢软，精神疲惫，脉象细迟，舌淡苔薄。治拟养血温中，祛瘀生新。

当归9克　炮姜2.4克　炒川芎4.5克　牛膝9克　制香附9克　杜仲9克　续断9克　白术6克　炒枳壳4.5克　白芍6克　陈皮6克

上方服2剂后，恶露正常，诸恙次第就愈。

按：产后腹痛，《妇人良方》中有儿枕腹痛之名，谓："产后儿枕者，乃母胎中宿血也，或因风冷凝滞于小腹而作痛。"盖产后数日内，因怀胎而膨之子宫，由于分娩后，顿告空虚，遂进行收缩，在收缩之时每有隐痛，此为生理自然的现象，不作为病。而将收缩时按之有块，古人误为宿血，实则为胞宫，收缩后块即消失。《景岳全书》中论此颇详，极有见地："凡新产之后，多有儿枕腹痛者，摸之亦有块，按之微拒手，故古方谓之儿枕，皆指为胞中之宿血，此大不然。夫胎胞俱去，血亦岂能独留？盖子宫蓄子既久，忽尔相离，血海徒虚，所以作痛，胞门受伤，必致壅肿，所以亦若有块，而实非真块，肿既未消，所以亦颇拒按。治此者，但宜安养其脏，不久即愈。"

一般产后儿枕作痛，自可毋庸服药。但若在胞宫复原过程中，突受寒冷，以致收缩缓慢，发生疼痛，同时恶露遇寒则凝，排出乏力，阻滞而骤减或停止，即为瘀血。上腹痛而恶露停止者，即为此种原因而形成。治疗原则有二：一为温宫祛寒，使寒邪消除，子宫恢复其应有机能。用药如炮姜、陈艾，寒季甚至肉桂都可。二为活血祛瘀，这一类药大多能够收缩子宫，使胞宫有力排出瘀血，如蒲黄、川芎、牛膝、五灵脂等。以上两类药配合，能增强对本症疗效。

本例处方，乃从生化汤（当归、川芎、炮姜、桃仁、炙草）套出。初诊时因有头痛怕冷，用荆防去风寒，解除外感；用归、芎、蒲黄、牛膝等活血祛瘀，炮姜温经暖宫，香附、乌药行气止痛。行气药能协助活血，盖气行则血行，气行流畅，瘀滞排出，疼痛自止。二诊时头已不痛，仅感眩晕，腹痛瘥而腰酸甚，肝肾虚亏，因此以调补肝肾为主，仲、断、狗脊补养，术、陈、苓健脾以充气血之源，防风、防己等祛风邪，陈艾暖宫，熟地补血，归、膝活血排除瘀滞。三诊时腹痛止而恶露亦来，惟量不多，乃用药养血健脾，酌加温宫祛瘀之品，症遂痊愈。

七、产后血虚腹痛

金某，30岁，已婚，农民。

患者于1959年10月间，值产后第36天，恶露连绵未净，头晕腰酸，纳呆泛恶，腰痛绵绵，痛势早缓暮急，喜揉喜按，肢节酸楚。

初诊：10月29日。产后月余而腹痛，恶露未净，面色萎黄，精神疲乏，脉象虚细而弦，舌淡少苔。证属产后流血过多，冲任虚损，血虚脾弱，运行迟滞。治宜养血健脾稍佐行气。

当归身6克　黄芪9克　熟地9克（砂仁2.4克拌）　川芎4.5克　白芍6克　山萸肉9克　焦白术9克　陈皮6克

茯苓9克　香附6克　川楝子9克　仙鹤草12克

二诊：11月7日。上药服3剂后，恶露停，腹痛愈，诸症如扫。刻感头眩肢软，食欲不振，此乃脾虚血弱，精力不充。治宜健脾益血，充养复原。

炒当归身9克　黄芪9克　熟地9克（砂仁2.4克拌）制首乌9克　玉竹9克　焦白术6克　新会皮6克　茯苓6克　杜仲9克　仙鹤草12克　焦内金9克

按：产后流血过多，恶露连绵不断，以致血虚气弱，冲任虚亏，运行迟滞，常能导致腹痛。腹痛后又影响脾胃，食欲不振，运化不健，妨碍气血的生化。如是恶性循环，虚者愈虚，遂奄奄不支焉。清·萧慎斋谓认为“产后有下血过多，冲任空虚，肝经血少而腹痛”，即为本型病机。

本例血虚气弱，运行阻滞而腹痛，治疗以补养气血为主。初诊以归、地补血，而有形之血赖无形之气以生，取当归补血汤意，酌加黄芪补气。产后月余而恶露未停，乃排出乏力，宿血内留，用川芎活血，香附行滞，乃排出宿血。复以仙鹤草引新血归经，芍、楝子以缓急止痛，萸肉温肝固涩，术、陈、苓健脾悦胃，促进运化，服后效颇显著。隔9日又来复诊，盖症去而体未复原，非培本不能恢复健康。用药峻补气血，健脾固肾，须调养相当时日，方能气血充沛，精力健朗。

八、产后风寒发热

李某，22岁，已婚。

患者于1959年8月间足月而产，因时值炎暑，踡踢于卧床，感觉闷热，乃起而大开窗户，躺于临窗榻上，凉风习习，不禁当风而昏昏瞌睡，以致感受风寒，醒后恶寒发热，头胀腰酸，肢节酸楚，恶露亦突然减少，遂来求治。

初诊：8 月 18 日。新产 13 朝，身热恶寒，汗出不解，头胀腰酸略有腹胀，脉象虚浮，舌苔薄白。证属产后营虚，复受风寒。治拟养血解散。

炒当归9克　炒川芎4.5克　荆防风各4.5克　桂枝4.5克　秦艽9克　枳壳4.5克　生地9克　郁金9克　白术6克　茯苓9克　荷叶1角

二诊：8 月 20 日。服药后热解而自汗亦少，恶露渐下，而胃纳尚好，惟感腰酸肢软，神疲乏力，脉细数，苔腻。此属风寒虽解，元气已虚。治当以健脾养血，固肾清解。

炒当归9克　川芎4.5克　杜仲9克　续断9克　狗脊9克　白术6克　陈皮6克　茯苓9克　青蒿6克　鲜芦根1支　鲜荷叶1角

按：产后营虚血弱，易受外邪，《景岳全书》谓："产后有外感发热者，盖临盆之际多有露体用力，无暇他顾，此时或遇寒邪，则乘虚而入，感之最易。若见头疼身热，憎寒发热，或腰背拘急，脉见紧数，即产后外感证也"。

治疗产后外感，宜按照产后体质，补其虚弱，稍加解散，即可自痊。卫虚感受风邪而自汗不止，古有玉屏风散(《世医得效方》方：黄芪、防风、白术）之设，乃固卫疏风，攻补兼施。本例为产后营虚，感受风寒、恶寒身热自汗之症，治当以养血疏解为主。乃以归身、地黄养血，荆、防、桂枝祛风解表，秦艽活络止痛，术、苓等健脾。而用川芎、郁金者，因产后未久，身热后恶露突减，恐有宿血滞留之故，用以活血行滞。荷叶善治产后发热而兼恶露不下，陈藏器谓：本品能“去恶血，留好血”。庞安常《伤寒总病论》治“伤寒产后运欲死”，用本品合红花、姜黄散服，益有清热利湿、排除宿血之功。

服上方后，身热退，恶寒除，惟感腰酸神疲。盖产后暴虚，邪虽去而正一时未复，所以二诊重视调补，仲、断、脊补肝肾壮腰膝，归、芎养血行血，术、陈、苓健脾燥湿，芦根、荷叶、青蒿清解暑湿，务使能够早日复原，可无后遗之患，以免影响乳汁，关系婴儿的供养。

九、产后潮热

袁某，21岁，已婚。

1959年9月产褥期间，时值盛夏，居屋不甚通风，室内温度日升，为暑所伤，又多食甘肥，以致湿阻中焦，时有潮热，昏昏欲睡，乃来就诊。

初诊：9月3日。产后月余，恶露未断，潮热恶寒，胸脘闷胀，口淡无味，不思饮食，脉象细数，舌质红苔黄腻。证属产后血虚，复受暑湿。治拟清暑化湿。

嫩白薇9克　陈青蒿6克　蔷薇花4.5克　清水豆卷9克　鸡苏散12克（包）　大生地12克　白术6克　陈皮6克　茯苓9克　通草4.5克　鲜芦根1支

二诊：9月7日。药后恶露已停，恶寒亦解，仍有潮热，小便短赤，精神疲惫，困倦欲睡。产后气血虚弱，复为暑湿所乘，扶正祛邪兼顾。治拟补养清暑。

蔷薇花4.5克　陈青蒿6克　淡子芩6克　黄芪皮9克　潞党参2.4克　生地9克　制黄精9克　金樱子9克　焦白术6克　陈皮6克　茯苓皮9克

三诊：9 月 9 日。服药后潮热依然，头目昏花，胸闷已好，胃口渐开，舌质红而苔薄黄，脉象虚细稍数。治宜补养气血，佐以清热化湿。

潞党参4.5克　黄芪9克　当归9克　生地12克　白芍6克　白术6克　茯苓9克　青蒿6克　焦山栀9克　淡子芩6克　鸡苏散12克（包）

四诊：9 月 11 日。调理后，精力渐充，胸宇亦宽，潮热渐减，自汗颇多。邪已式微，营卫虚弱。治宜扶正达邪。

黄芪9克　五味子4.5克　潞党参4.5克　鲜生地18克　制首乌9克　白芍9克（桂枝2.4克同炒）　淡子芩6克　陈青蒿6克　焦白术6克　鲜芦根1支　生草2.4克

五诊：9 月 13 日。昨起潮热解，自汗亦止，胃纳渐香，刻感精神疲乏，乳汁缺乏，脉象细软，舌质红苔薄。治宜调补以复其健康。

当归6克　黄精9克　黄芪6克　白芍6克　金樱子9克　杜仲9克　续断9克　巴戟肉9克　焦白术6克　陈皮6克　茯苓9克　通草3克

按：暑为夏日主气，故夏令常见暑病，以致身热多汗，如《素问·刺志论》："气虚身热，得之伤暑。"《灵枢·岁露论》："暑则皮肤缓而腠理开。"脾喜燥而恶湿，多食甘肥，常致湿热内蕴。本例新产感受暑气，复嗜甜食，湿阻脾胃，以致潮热胸闷，纳呆神疲。初诊有潮热恶寒，于蒿、薇等清暑热之品中，加入清水豆卷，以清热利湿，辛凉解表。复以蔷薇花、术等芳香药，治脾为湿困。邪盛正虚，以生地一味以补血，此时因脾运失健，不宜峻补。二诊时恶寒解，故去豆卷，毋庸再发表，虚象毕露，所以用药扶正，并重健脾化湿以助运化。三诊时潮热依然，正虽虚而脾胃渐开，因此，扶正祛邪并重，参、芪、归、地与芩、栀、蒿并用。四诊时正渐复而邪渐解，惟自汗颇多，乃属阴虚不足，用药以调养气血为主，祛暑为佐。汗多伤津，朱老于此种情况内，常用桂枝炒白芍，能补虚敛汗，屡用屡验。至五诊时，诸恙次第均愈，邪去正尚未能全复，神疲而乳汁不足，宜峻补气血，固肾健脾，并加通草一味，以活络通乳。上五诊能权衡邪正的轻重，掌握要点，分别应付，层次分明，所以得心应手，效如桴鼓。

十、产后失眠

周某，27岁，已婚，工人。

幼时有血吸虫病史，于1959年8月21日初产，产时流血甚多，曾输血急救。产后第3日起，患顽固性失眠，转辗反侧，常彻夜不能入寐，心荡自汗，骨节酸楚，于12天时，由家人陪来。面色皖白，神志恍惚，语声低微，神形俱困。连说："十日来日子真难过，精神疲乏而不能入睡，稍一合眼，旋即惊醒，心跳不已。"

初诊：10月2日。产后持续失眠，体倦神疲，饮食无味，心悸怔忡，唇色淡白，脉象细数，舌质绛苔薄黄。证乃营血暴虚，心失所养，虚火上炎，神志不宁。治拟养心宁神，补血清热。

朱茯神12克　远志肉6克　夜交藤12克　柏子仁9克　炒枣仁9克　生地12克　益智仁9克　制首乌9克　白术6克　青蒿6克　焦山栀9克

二诊：10月3日。服药后夜寐稍好，惟常易惊醒，心荡不安，神疲纳呆，营血不足，心神浮越。治当养血宁神。

朱茯神12克　煅贝齿18克（先煎）　合欢皮12克　夜交藤12克　归身6克　柏子仁9克　炒枣仁9克　远志肉6克　陈青蒿6克　白术6克　炙甘草2.4克

三诊：10月5日。失眠稍差，但每晚仅睡2～3小时，头晕心荡，耳鸣目眩，腰酸肢楚，兼有带下，舌质绛苔薄，脉象细软。证属心肾不交，水不济火。治宜补肾阴制心火。

生地12克　山萸肉9克　女贞子9克　杜仲9克　续断9克　茯神9克　柏子仁9克　远志9克　制黄精9克　白术6克　青蒿6克

四诊：10月7日。产后17朝，服药后水火相济，睡眠渐安，精神稍充。治拟滋水养心。

生熟地各9克　炒阿胶9克　制首乌9克　黄芪9克　山萸肉9克　女贞子9克　白芍6克　茯神9克　炒枣仁9克　炙甘草3克　天王补心丹（《世医得效方》方：生地　人参　茯苓　远志　石菖蒲　玄参　柏子仁　桔梗　天门冬　丹参　酸枣仁　炙甘草　麦门冬　百部　杜仲　茯神　当归　五味子）3克（吞）

五诊：10月11日。产后失眠症已愈，头目渐清，面色转润，精力亦充，治宜补肝肾养心血，以收全功。

生熟地各9克　怀山药9克　白芍6克　黄芪9克　白术6克　酸枣仁9克　柏子仁9克　山萸肉9克　制黄精9克　杜仲9克　茯苓9克

按：产后营血暴虚，血不养心，心失所养，虚火上炎，乃临证间常见失眠症。本例失眠症颇为顽固，十余日未能安睡，初、二诊以蒿、栀等清心火，枣仁、柏子仁等安心神，归、地等补心血。服后症状虽减，惟尚未能痊愈，细察证候，出现耳鸣腰酸感，肾亏之象显然。《灵枢·脉度》谓：“肾气通于耳，肾和则耳能闻五音矣。”腰为肾之腑，肾气不足，肾阴虚亏，失眠兼有耳鸣腰酸，当为心肾不交。朱丹溪在《格致余论》谓：“人之有生，心为火，居上；肾为水，居下。水能升而火能降，一升一降，无有穷已，故生意存焉。”产后血虚而肾水亦亏，水不能上济，心火独亢而上炎，导致失眠。此症，仲景有黄连阿胶汤(《伤寒论·辨少阴病脉证并治》第303条：“少阴病，得之二三日以上，心中烦，不得卧，黄连阿胶汤主之”。）黄连阿胶汤（黄连、阿胶、黄芩、乌药、鸡子黄）之设，以滋水养心。于是自三诊起，遂改弦易辙，以萸肉、生地、女贞子补肾阴而安心神，青蒿清心火。配以健脾益血药为佐，使水能升，火能降，坎离相济，心肾交泰，则失眠症霍然而愈。五诊时症已痊愈，用药调补，以恢复其健康。

产后尚有一种病症，失眠兼有神志恍惚现象，情绪不能稳定，日夜胡思乱想，百不如意，并以为病入膏肓，无法痊愈，十分消极悲观。治疗此症，在精神上应予安慰，消除患者一切忧郁因素，增强其与疾病作斗争之信心，用药宜甘麦大枣汤(《金匮要略》方：甘草、淮小麦、大枣）合百合知母汤(《金匮要略》方：百合、知母）柔肝养心，每能取效。

十一、产后自汗

陆某，24岁，已婚，工人。

1959年冬季，第1胎产后，流血过多，体虚自汗，胸闷头眩，肢节酸楚，夜寐不安，乃来就诊。

初诊：11月12日。产后第25朝，恶露未净，自汗漐漐，睡不能安，乳水缺少，头眩神疲，脉象虚细，舌质绛苔薄。证属新产伤血，阴虚阳越。治宜养血固表。

炒归身9克　黄芪9克　五味子4.5克　炒阿胶9克　白术6克　白芍6克　枸杞子9克　陈皮6克　通草4.5克　浮小麦9克　糯稻根12克

二诊：11月14日。服药后自汗减轻，恶露亦止，夜寐尚安，刻有胸脘不宽，腿膝酸软。治宜补气益血，调和阴阳。

潞党参2.4克　黄芪9克　远志肉9克　麦冬6克　炒归身6克　大熟地9克（砂仁2.4克拌）　嫩桑枝9克　木瓜9克　白芍6克　通草6克　炙甘草2.4克

上方服后自汗已止。

按：产后自汗，《妇人良方》列为一症，名虚汗不止。按："虚汗不止者，由阴气虚而阳气加之，里虚表实，阳气独发于外，故汗出也。血为阴，产则伤血，是为阴气虚也；气为阳，其气实者，阳加于阴，故令汗出。而阴气虚弱不复者，则汗出不止也。凡产后血气皆虚故多汗。盖人身之气血，相互依存，密切相关。"唐容川谓："运血者是气，守气者即是血。"本例为产后伤血，血虚则无所依归，阴亏则阳越于外，引起自汗、盗汗。产后自汗并能导致头晕、失眠，汗出淋漓衣褥均湿，换时又易受寒感冒，所以宜及时医治。

产后自汗不止，《济阴纲目》有黄芪汤（黄芪、白术、防风、熟地、牡蛎、茯苓、麦冬、炙甘草）之设，本例治疗乃以该方化裁。以归、地、阿胶等养阴补血，芪、术等补气固表，复以五味子益肾温敛，白芍敛阴止汗，补养中寓以酸敛，增强制止虚汗之力；气血虚弱，汗出伤津，乳汁亦相应减少，乃用通草一味，通气行乳，乳汁增多，自汗亦可减少，乃奏分利之妙。至于浮小麦与糯稻根二味，皆为敛汗专药。民间有用上两味加红枣汤以治自汗者，惟治疗宜求本，单从止汗着眼，服药后自汗暂时停止，身体依然虚弱，日后仍会复发，无济于事。故必须培本，于补气血药中酌加一、二味敛汗药，使身体早日恢复，效可巩固。

十二、产后腰背酸痛

朱某，27岁，已婚，工人。

1959年10月间，第3胎产后月余，恶露已净，头晕目眩，心荡不宁，腰背酸痛，四肢软弱无力，精神疲惫，小溲清长。

初诊：10月22日。产后35朝，腰背酸痛，腿膝无力，小溲清长，脉象细弱，舌质淡苔薄白。症属多产伤肾，肝经血少。治宜调补气血，固肾壮腰。

当归9克　黄芪9克　川芎4.5克　熟地9克　远志肉9克　杜仲9克　续断9克　枸杞子9克　白术9克　白芍6克　茯苓9克　金匮肾气丸12克（包）

二诊：10月25日。服药后腰酸背痛已减，精力渐充，胃口尚佳，白带连绵，肾亏则带脉不固。治当补养肝肾，健脾束带。

当归9克　川芎4.5克　淡苁蓉6克　狗脊9克　杜仲9克　续断9克　怀山药9克　山萸肉9克　白芍6克　桂枝4.5克

三诊：10月27日。腰背酸痛已愈，带下亦少，再予补肝肾固带脉。

狗脊9克　巴戟天9克　桑寄生9克　当归9克　熟地

9克　川芎4.5克　杜仲9克　茯苓9克　白术18克　菟丝子9克　海螵蛸9克

按：腰为肾之府，而经络上下都要通过腰部，带脉绕腰一周总束诸脉，腰痛与肾及带脉关系较为密切。腰酸牵连及背，说明背部受寒，气血凝滞，督脉受损。本例为产时流血过多，以致肝经血少，难以充分供养全身。多产又损肾气，肾经通腰部，肾气虚弱，则腰酸胫酸。带脉与肾相互影响，肾亏则带脉不固，导致带下连绵。

本症《妇人良方》论述颇详，肾主腰部，产后腰痛者，为妇女肾位系于胞，产则劳伤，肾气损动，胞络虚，未平复而风冷客之，冷气乘腰，故令腰酸痛也，若寒冷邪气，连滞背脊，则痛久未已。本例治疗则依《济阴纲目》当归黄芪汤（当归、黄芪、白芍）化裁，归、芪、芍补气益血，加川芎、桂枝增强血行循环，以疏通背部经络寒凝，狗脊、杜仲、续断以补肝肾；山药、萸肉、海螵蛸固带脉、敛带下，并有金匮肾气丸温补肾阳，以治肾阳虚而不能摄水之小溲清长。药虽平常，能切合病机，乃获显效。

十三、产后大便难

于某，已婚，工人。

1959年10月就诊：近生第1胎，流血较多，头眩目花，面色萎黄，分娩后数日间，饮食如常而大便不爽，排出困难，最近3日未更，舌质淡而有薄苔，脉象细涩，恶露不多，色较淡，腹部并无膨胀感。证属血枯肠燥。治拟养血润肠。

油当归9克　炒黑芝麻12克　柏子仁9克　制香附6克

炒枳壳4.5克　焦白术6克　甜苁蓉9克　全瓜蒌9克　云茯苓9克　陈皮6克

服后大便得以润下。

按：产后大便难，《金匮要略》谓："新产妇人有三病，一者病痉，二者病郁冒，三者大便难。"盖分娩后气血暴虚，津液不足，肠间干燥，传送乏力，故而大便艰难。

本症轻者可用食治法。简易而妥善之法有二：一为多食菠菜，菠菜能补血润肠，使大便容易排出。另一为清晨空腹时服蜂蜜一大匙，然后再饮温开水一大杯，往往能够达到润肠通便之目的。

药治以油当归为主，因其既能补血又能润肠；此外黑芝麻、甜苁蓉均可引用，能润肠而不伤正；数日未曾大便，可加全瓜蒌润大肠导积滞；另佐以芳香顺气健脾悦胃之品，如香附、枳壳、白术、陈皮等，健脾气助运化，帮助大肠传送之力。

若产后大便难而有口干心烦者，则可用二地（生地黄、熟地黄）、二冬（天冬、麦冬）清虚热，润肠燥，颇效。

有以五仁丸(《世医得效方》方：桃仁、杏仁、柏子仁、郁李仁、松子仁、陈皮)，改作汤剂服用。据朱老经验，不若用油当归、甜苁蓉之类较妥。一则产后便秘以虚者为多，上药能补肝肾而兼润肠。二则五仁丸中有郁李仁，服后有致腹痛的副作用。故选用润肠药时，不常用郁李仁；欲用，其量也不超过3克，即为此故。

十四、产后痉

尤某，28岁，已婚，农民。

1959年暑季，第3胎产后40朝，数日来间发疟疾，寒热休止有时，间日发作1次，头晕体倦，面色萎黄，周身骨节疼痛，乃来就诊。

初诊：8月3日。产后疟，间日1次，今晚又逢发作期，脉象细紧，舌质绛苔薄白。证属血虚兼疟。治宜扶正达邪。

当归9克　姜半夏6克　炒枳壳4.5克　炒槟榔4.5克　常山6克　草果6克　焦建曲9克　茯苓皮9克　柴胡3克　佩兰6克　陈皮6克

上药宜于发作前3小时服用。

二诊：8月4日。服药后见效，昨晚间日疟未发，惟感头眩腰酸，精力疲乏。再宗原意进治。

柴胡4.5克　甜茶6克　常山6克　草果6克　槟榔4.5克　当归9克　姜半夏6克　焦建曲9克　新会皮6克　茯苓9克　制首乌9克

三诊：8月7日。间日疟二次未发，症已痊愈，刻感精力疲乏，头眩目花，肢节酸楚。产后本虚，疟疾复损原气。治宜调补以善其后。

当归9克　黄芪9克　制首乌9克　大熟地9克　白术6克　杜仲9克　续断9克　秦艽9克　甜茶6克　茯苓6克　陈皮6克　青蒿9克

按：产后疟疾，较一般疟疾难治。《妇人良方》引陈无择论："产后寒热或一、二日或二、三日一发，或先寒后热，或先热后寒，或寒多热少，或热多寒少，或纯寒、纯热者，皆是疟疾，最难治疗。"盖因产后气血已虚，复发疟疾，虚者愈虚，故治疗必须扶正达邪并重。萧慎斋谓："产后之疟，虽有外邪，当以气血两虚为治。"此乃与治常人疟疾不同之点。

截疟疾药中，如常山等每有引起泛恶呕吐之副作用，故宜以姜半夏为佐，则可预防。而同时并用补气血药，不仅能调补虚弱之体，且能增强机体本能以达祛邪之目的。

治疗疟疾，必须掌握时机，《素问·刺疟》谓："凡治疟，先发如食顷，乃可以治，过之则失时也。"据临证经验所得，宜于发作前3小时服用，较为妥当。

疟疾初愈，气血未复，此时必须预防其复发，宜投补气益血、健脾和胃药，佐以祛邪之品，方能改善体质，巩固疗效。

十五、产后痢

张某，45岁，已婚。

1959年夏季，第7胎产后饮食不慎，以致腹痛下痢，一昼夜泻10余次，里急后重，所下为红白脓冻如胶状，时有潮热，历经中西医治疗，仍属无效，拖延竟达4个月余。精神疲乏，头目昏眩。

初诊：10月3日。产后痢拖延日久，兼有痔疮，日下脓血10余次，便后里急后重，又出痔血，面色萎黄，精力疲惫，脉象细弱，舌质绛苔薄白。血亏气弱而湿滞未净。治宜止血挽脱，固本为主，祛邪为次。

生黄芪9克　生地12克　生白术6克　小川连3克　生甘草4.5克　仙鹤草12克　炒槐花12克　马齿苋12克　无花果9克　炒地榆12克　藕节炭9克

二诊：10月5日。服药后腹痛便痢已减，痔血亦少，刻感头晕目眩，腰部酸楚，体质仍虚。治宜扶正固托。

黄芪9克　生地12克　白术6克　白芍6克　杜仲9克

续断9克　白头翁12克　地榆炭12克　槐花炭9克　脏连丸(《证治准绳》方：黄连　公猪大肠）9克　茯苓9克

三诊：10月8日。头晕腰酸，胸闷心荡均瘥，精力稍充，便痢次数亦减，日仅二三次。正气渐复，当祛余邪。

黄芪9克　焦白术6克　陈皮6克　甜苁蓉9克　白头翁9克　黄柏炭9克　槐花炭9克　生地黄9克　焦山栀9克　马齿苋12克　脏连丸3克（另吞）

四诊：10月17日。痢疾痊愈，痔血已止，体尚虚弱，头眩膝软。治当以健脾固托，巩固疗效。

黄芪9克　白术6克　茯苓9克　陈皮6克　生地6克　无花果9克　槐花炭9克　白芍6克　煨诃子9克　煨粟壳6克　脏连丸3克（另吞）

按：痢疾一症，《素问》中指出，一为饮食不慎所致，如"食饮不节起居不时者，……久为肠澼"(《素问·太阴阳明论》)；一为时邪感染所致，如"太阳司天，……风湿交争，……注下赤白"。而产后痢因体虚血亏，治疗较难。《妇人良方》谓："产后痢疾，因饮食六淫七情，伤于脾胃，或血渗大肠，皆为难治。"本例产后，拖延日久，复有痔疾，便痢兼有后重，未免用力努责，痔核遭受压力而破裂，泻血无度，于是血亏气弱，奄奄不支。

治疗初诊时以固本止血为主，增强其体力，弥补其漏卮，以免血脱气陷。以芪、术、地补气血，生草解毒，川连、马齿苋祛邪、清理湿热，用大量止血固涩如仙鹤草、地榆炭、藕节炭等，复用无花果润肠，减轻便痢时刺激痔核。二诊时便痢减，血渐止，乃用药培本，候正气稍复，再祛残邪，如芪、术、苓补气健脾，地、芍养阴生血，杜、断补肝肾、壮腰膝，复以脏连丸、地榆、槐花等止痔血。三诊时正气稍复，精力渐充，乃以清肃余邪为重，白头翁、黄柏炭、马齿苋、焦山栀等清热理湿，制止便痢。另以补气健脾药以振正气。四诊时湿热清，便痢止，内无余邪，乃以补养与固涩并重，芪、术、苓、陈与诃子、粟壳同用，治久痢而内无积滞者，效力显著。

产后痢忌用荡涤，因气血虚弱，体力不支。缪仲淳诫曰："凡产后痢，积滞虽多，腹痛虽极，不可用大黄泻药行之，致伤胃气，遂不可救。"此时，体虚证实，宜于补养药中加入消导祛邪之品，如鸡内金、马齿苋、白头翁、枳壳等。如气血大虚，将有虚脱之虞，可用大剂量峻补药扶正，候正稍复后再行扶正祛邪并施，方能挽回沉疴。

十六、产后左腿酸麻

陶某，25岁，已婚，工人。

1960年初，初产月余，恶露已净，突感左腿酸麻，步履艰难，乃来就诊。

初诊：2月4日。产后四旬，左腿酸麻已数日，屈伸不利，步履不便，面色萎黄，头晕目花，舌质绛而苔薄白，脉象细弦。证属产后血虚，复受寒袭。治拟养血活络。

当归9克　络石藤9克　焦川芎4.5克　川牛膝9克　宣木瓜9克　鸡血藤膏9克　白术6克　炒枳壳4.5克　桂枝4.5克　制香附9克　伸筋草9克

二诊：2月7日。服药后腿膝酸楚已瘥，步行尚感不便，头晕心荡，神疲畏寒。仍是气血虚弱，脉络受寒凝滞。治宜调补气血，温通经络。

当归9克　黄芪9克　牛膝9克　川芎4.5克　熟地9克(砂仁2.4克拌)　白术6克　鸡血藤膏9克　海风藤9克　伸筋草9克　肉桂2.4克　木瓜9克

三诊：2月11日。上次服药3剂后，左腿酸麻感消失，步行亦渐灵活，食欲不振，精神疲倦，脉象细软，舌质绛少苔。此乃血虚胃呆。治宜健脾养血。

当归9克　川芎4.5克　熟地9克　鸡血藤膏9克　怀山药9克　焦白术6克　川牛膝9克　宣木瓜9克　茯苓9克　陈皮6克

按：产后失血过多，百节空疏，时值严寒，起床时左腿复受风寒，以致经脉凝滞，引起酸麻不利，属痹证的一种，《素问·痹论》谓："风寒湿三气杂至，合而为痹也。"

初诊以归、芎、鸡血藤膏补血行气，复加桂枝、牛膝引药下行，通络行滞，使患者气血运行正常。络石藤、伸筋草等祛风通络，并能消除酸麻疼痛感觉。枳壳、香附以行气止痛，服药后症瘥而未愈。二诊加黄芪一味，盖血失气亦随耗，阴阳互根，气血相为表里，黄芪既能补气，又能帮助增强补血药生血的效力。并用肉桂以辛温驱寒，流通气血。入伸筋草者，以该药性味苦辛温，有祛风通络、舒筋缓急之功，为治四肢酸麻屈伸不利的专药，故对本症颇适应。三诊时痹证已愈，乃主健脾养血，稍佐活血通络之品，以善其后。

十七、产后浮肿

汪某，37岁，已婚。

1963年9月就诊。新产后35天，食欲不振，面目浮肿，后渐全身虚肿，精神疲倦，面色㿠白，目窠虚浮如卧蚕状，精神倦怠，切脉虚缓，舌质淡苔腻。尿常规正常。曾服过利水药，肿稍退，不数日又复虚浮。证属产后脾虚浮肿。治宜健脾补中之法。

潞党参2.4克　黄芪9克　白术6克　黄精9克　茯苓9克　陈皮6克　枳壳4.5克　薏苡仁12克　赤小豆12克　棉花根30克　红枣7枚

用上方加减，服数剂后虚肿消失，精力亦充。

按：本例乃产后身体虚弱，食欲不振，脾虚气滞，形成浮肿，脾脏主消化吸收，亦能制水，脾虚则土不制水，以致水湿泛滥，溢于肌肤。《素问·至真要大论》谓：“诸湿肿满，皆属于脾。”《素问·脉要精微论》谓：“脾脉软而散，色不泽者，当病足肿胀若水状也。”脾阳不足，全身疲怠无力，白日眼皮沉重，渴欲入睡，小便频数，有时且不能自禁。本例治疗，乃根据助气分水汤(《石室秘录》方：白术、人参、茯苓、薏仁、陈皮、莱菔子）化裁。用潞党、芪、术、黄精补脾益气，气充则能增强制水之力；脾健则运化正常，水分不致潴积，用茯苓、薏仁、赤小豆增进滋养，利湿消肿；枳壳、陈皮行气以消其胀，胀去而浮肿亦渐消。

至于棉花根与红枣同用，乃采用民间验方，疗效颇著。棉花根能补气健脾，复可利水退肿，配红枣以安中养脾气，具有强壮、消除虚浮之功能；但应于恶露已净后引用，否则能使恶露增多，盖棉花根兼有通经的功效。

十八、产后乳汁缺乏

王某，27岁，已婚，农民。

1959年9月生第3胎，产后45天，头眩腰酸，胸闷腹胀，乳汁缺乏，以致婴儿闹饥，时常啼哭，使产妇烦闷不堪，乃来就诊。

初诊：10月22日。产后乳水不足，面色萎黄，头晕目眩，精神疲乏，脉象细软，舌质淡苔薄白。此乃气血虚亏，乳源不足。治宜健脾益血，充养乳汁。

当归6克　黄芪9克　川芎4.5克　焦白术6克　白芍6克　陈皮6克　郁金6克　路路通6克　炒枳壳4.5克　通草6克　茯苓9克

二诊：10月26日。服药充养后，乳汁渐增，头眩胸闷等症亦次第好转，刻尚有腰酸肢软，大便不爽。此乃肝肾虚亏，血少肠燥。治宜固肾养血，通乳润肠。

当归9克　黄精9克　川芎4.5克　黄芪9克　怀山药9克　甜苁蓉9克　黑芝麻9克　杜仲9克　狗脊9克　白术6克　丝瓜络9克

按：产后气血虚亏者乳汁常感不足，《妇人良方》谓："妇人乳汁不行，皆由气血虚弱、经络不调所致。"乳汁为血生化，血虚则乳源不充、乳汁不多，此乃一定之理。此时若单用行乳药疏通，无济于事；必须在调养气血中，稍佐一、二味行血通乳即效。本例处方，乃根据黄芪八物汤（《医略六书》方：熟地、黄芪、白术、茯苓、当归、川芎、白芍、炙草）化裁。用归、芍、芎补血养血活血，黄芪补气，术、陈、苓健脾胃以充气血之源，郁金宽中解闷，枳壳行气除胀，路路通、通草乃性质缓和的通乳药，服药后效颇显著。二诊乃以调补培本，仅加丝瓜络一味行乳，盖气血足，化源生，而乳汁自增，不必依赖通乳药，即能奏效。

虚证乳汁不足，除服药外尚可配合食疗，作为辅助，如用猪蹄煎汤或多饮赤豆汤均可。此外，尚有一简便有效的方法，即为多饮米汤。凡煮饭或烧粥时，煮沸后上层滚浮稠浓成泡沫形状的浓汁即是，将该汁盛起后，温饮代茶，有和胃生津、充养乳汁之功。此法惠而不贵，值得推广。

虚证乳汁缺乏，一般为身体虚弱，乳汁少而乳房不胀。尚有一种实证乳汁少，乃是身体壮实，由于受郁滞结，乳汁流出突少而乳房胀痛者，治宜理气通乳，可用涌泉散(《医宗金鉴·妇科心法要诀》方：王不留行、白丁香、漏芦、天花粉、僵蚕）加香附、砂仁、枳壳、合欢皮等即可。

妇科杂病

一、月经不调不孕

孔某，25岁。

禀赋虚弱，19岁月经初潮起，后即隔3个月一转，婚后7年未孕，于1961年间前来门诊。

初诊：4月12号。面色萎黄，精神疲乏，胸闷头眩，腰酸肢软，据述经水常3个月一转，刻已2月余未来。近日情绪不佳，夜寐欠安，脉象细弦，舌质淡苔白。证属肾虚肝郁，气血不足。治宜补肾养血，健脾解郁。

当归9克　川芎4.5克　香附9克　白术6克　陈皮6克　茯神9克　丹参9克　黄芪9克　巴戟天9克　仙灵脾12克　菟丝子9克

二诊：4月14日。服药后胸闷已宽，夜寐亦安，惟感周身骨节酸痛，时感寒冷，腰酸膝软。肝木虽已稍舒，而血虚肾亏依然。治宜补肾益血，温经活络。

狗脊9克　杜仲9克　续断9克　当归9克　龟甲12克（先煎）　阿胶9克　川芎4.5克　黄芪9克　熟地9克　桂枝2.4克　陈艾6克

三诊：4月19日。调理后肢节疼痛稍好，经水已来3日，乃近2个月始转，量少色淡，刻感腰背酸痛，面色不华，小腹有寒冷感，脉象细迟，舌质淡苔薄白。此乃肾虚血少，冲任虚寒。治宜调补肝肾，温宫调经。

当归9克　白术6克　陈皮6克　狗脊9克　续断9克　鹿角霜9克　秦艽9克　黄芪9克　阿胶9克　香附9克　肉桂2.4克

四诊：6月3日。四季经，惯常3个月一转，经调理后昨隔1个半月而来，此佳兆也，较上次色量均较好转，腰酸肢软。治宜补肝肾，调经水。

当归9克　川芎4.5克　熟地9克　香附6克　巴戟天9克　丹参9克　紫河车6克　杜仲9克　续断9克　陈皮6克

五诊：6月7日。经水将净，刻有腰酸头眩，精力疲乏，当系体弱尚未全复。治宜调补二天，兼养气血。

熟地9克　制首乌9克　白芍6克　黄芪9克　杜仲9克　续断9克　紫河车6克　狗脊9克　白术9克　苏梗6克　茯苓9克

六诊：6月23日。头眩胸闷，食欲不振，精神疲倦，素禀怯弱，有疰夏史，脉象细缓，舌苔薄腻。证属暑湿交阻，气虚血少。治当宽胸和胃，益气养血。

当归9克　黄芪9克　五味子4.5克　藿香2.4克　苏梗4.5克　蔷薇花2.4克　黄柏1.5克　砂仁2.4克（后下）

制黄精9克　川芎4.5克　陈皮6克

七诊：6月29日。脉象细弦，舌质淡苔薄，腰背疼痛而有寒冷感，此乃肾虚血少，气血凝滞。治宜温通经络，填补冲任。

鹿角霜9克　当归6克　熟地9克　制首乌9克　阿胶9克　紫河车6克　黄精9克　嫩桑枝9克　桑寄生9克　秦艽9克　桂枝4.5克

八诊：8月3日。经水又近2个月未来，胸闷纳呆，食欲稍差，舌质薄而腻，脉象细缓。脾为湿阻。治宜补肝肾化暑湿。

当归9克　川芎4.5克　熟地9克　白芍6克　五味子4.5克　杜仲9克　黄精9克　白术4.5克　藿香4.5克　佩兰6克　佛手柑6克

九诊：8月8日。经水前日已来，与上次相隔2月余，较四季经已有提前，量不多，色尚正常，胸宇不宽，略有腰酸。治宜调经益血，兼补冲任。

当归9克　紫河车9克　熟地9克（砂仁2.4克拌）　丹参9克　巴戟天9克　菟丝子9克　黄芪9克　白术6克　制香附9克　炒枳壳4.5克　陈皮6克

十诊：1962年1月27日。去岁服药调治后，8月16日来经，10月初又来经，相距一月半，经水渐调，症状好转，刻又3月余未来。头眩神疲，潮热恶寒，泛泛欲吐，小溲频数，脉象滑数。已是怀孕之兆。治宜宽中和胃。

苏梗4.5克　白术6克　陈皮6克　茯苓9克　炒枳壳4.5克　白芍6克　代代红2.4克　荷梗2尺（去刺）　左金丸2.4克（包）　孩儿参4.5克

十一诊：2月28日。怀孕4个月，胸闷头眩，腰酸肢楚，治拟健脾安胎。

焦白术9克　陈皮6克　孩儿参9克　菟丝子9克　覆盆子9克　杜仲9克　续断9克　熟地9克　苏梗6克　苎麻根9克

按：不孕症与月经不调关系颇密，《女科切要》谓："妇人无子皆由经水不调，经水所以不调者，皆由内有七情之伤，外有六淫之感，或气血偏盛，阴阳相乘所致。"说明月经不调乃导致不孕的重要因素之一。因此朱丹溪谓："求子之道，莫先调经。"月经准期，则生育机会即多。调经之法，无非为辨证求因，审因论治，虚则补之，郁则疏之，寒则温之，热则清之。月经恢复正常，身体健康则从不孕而致有孕。

在经水逐渐准期后，尚需注意，如肾气不足，性欲较淡者，可在排卵期前后服用峻补冲任之品，如鹿角霜、紫河车、巴戟天、仙灵脾等有助孕作用。

本例经水19岁初潮，子宫发育欠佳，禀赋素弱，经水3个月一转，以致婚后七载未孕，情绪又抑郁不欢。初诊以舒肝郁补肾气并重，治以加味交感丸(《女科要旨》方：香附、菟丝子、当归、茯神）为主，加入养血调经药如归、芎等。二诊时因患者情绪稳定，症有机转，惟肾亏血少，冲任虚寒，治以补肝肾温胞宫着眼，以百子健中汤(《济阴纲目》方：当归、川芎、白芍、熟地、阿胶珠、陈艾）为主，并加桂枝以温经通络，兼治气血寒凝而起的骨节疼痛。三诊时经水已来，经少而小腹有冷感，调经温宫并顾，以妇人归附丸(《济阴纲目》方：香附、当归、鹿角霜）为主，并加肉桂以增强温宫的能力。四、五诊时经水来临，期已稍准，治疗以养血补肾为主，并加紫河车以促进子宫的发育。六诊时适值霉期，患者素来疰夏，此时暑湿交阻，精力委顿，食欲不振，治以黄芪、熟地等养气血，并加藿香、苏梗、蔷薇花以清暑化湿、振奋胃气。七诊时腰背冷痛，主以鹿角霜温补督脉，并合紫河车以促进胞宫发育。八诊时，值盛暑，胃纳不馨，治以健脾悦胃，藿香、佩兰、佛手柑等均为时令药，兼用四物汤以养血调经。九诊时经水已来，用药调补冲任，隔1月余，经水又来，时期近正常，旋即怀孕。十诊时妊娠已3月余，证明调经种子之论，在临床上具有指导性意义，实践中颇获成效。

二、乳胀不孕

陈某，30岁，工人。

1960年8月13日就诊：切脉细弦，舌苔薄黄。曾生一胎，不久即夭，继而未孕已10年，迭经诊治，均无效果。经水一般超早2天，经前约1周时有胸闷不宽，乳部作胀等症，经来小腹亦胀，胃口不佳，腹中有气上下窜动，直到经来2天后，方始消失，如此已逾数载。证属情绪不佳，性情急躁，以致肝气郁结。治宜疏解。并谓："前曾生育一次，故此次俟胸闷气胀，诸症愈后，仍有生育希望，但须有信心，保持心情舒畅。"

香附9克　郁金9克　白术6克　当归9克　白芍6克　陈皮6克　茯苓9克　合欢皮9克　苏罗子9克　路路通9克　柴胡2.4克

嘱每次经前感胸闷乳胀时服，至经来一二日停止。

患者隔4个半月又来，自述在经前服药后，腹中有骚扰感，咕咕有声，不久即下有矢气，上有嗳气，胸脘舒服，小腹亦复不胀，乳胀等症状也见好转，目前经水已有五旬未来。按脉滑数，舌苔薄黄，乃问其是否有怕冷，泛泛欲恶，小便频数等自觉症状，患者均点头称然，并谓有精神疲乏现象。乃诊断为怀孕之象，其后于1961年10月平安生产。

按：经前有胸闷乳胀等症状者，十有六七兼有不孕，盖乳房属胃，乳头属肝，情绪不欢，肝气郁滞，木横克土，所以经前有胸腹闷胀不宽，乳部胀痛等情，同时往往影响孕育。

本例系早年生子而夭，抑郁于怀，而致十年不孕，治疗以逍遥集成方（柴胡、当归、白术、白芍、茯苓、炙草）化裁，用香附、郁金、合欢皮开郁行气，蠲忿息怒，使肝木条达舒畅，逍遥自在；归、芍养血敛阴；术、陈、苓健脾悦胃，和中补土而令心气安宁；苏罗子、路路通能疏泄肝经的气滞，消除胸腹气胀；柴胡为厥阴的引经药，清疏郁热，消除烦躁。上法宜于经前乳胀时服用，至经来一二日时停服，下次经前再服，约3~4个疗程，效果显著。

三、气瘕

王某，35岁。

患者于27岁时结婚，婚后8年，未孕，经水愆超失常。

1959年7月2日因腹痛进医院医治，住3周后出院。11月间又因肠梗阻入院治疗。12月间腹部又复膨胀，疼痛颇剧，乃来就诊。

初诊：12月4日。腹部有瘕块，膨胀疼痛，推之移动，按之有声，胸闷纳呆，口淡乏味，脉象虚缓，舌苔薄白。此乃气聚成形，非莫有瘀结也。治宜温中理气。

制香附9克　广郁金6克　小茴香4.5克　川楝子9克　醋吴萸2.4克　枳壳4.5克　苏罗子9克　路路通9克　广木香2.4克　乌药4.5克　生甘草2.4克

二诊：12月6日。据述服药后腹中咕咕作响，气块翻腾不已，旋得矢气频频，痞块渐小，腹痛亦瘥。药已中鹄，继进温中行气。

制香附9克　广郁金6克　炒枳壳4.5克　陈皮6克　吴茱萸4.5克　川楝子9克　小茴香2.4克　炒乌药9克　生甘草3克　焦山楂9克　沉香曲9克

三诊：12月8日。腹部瘕块已消，疼痛亦十愈其八，仍觉胸闷泛恶，口苦无味，夜寐不安，脉象虚弦，舌苔薄白。此乃木郁克土。治宜利气和胃。

柴胡4.5克　当归9克　白芍6克　枳壳4.5克　青皮6克　川楝子9克　小茴香4.5克　广木香4.5克　吴茱萸2.4克　炒川乌6克　台乌药6克　甘草2.4克

四诊：12月10日。腹部瘕块消化，疼痛亦愈，惟腹部外形仍觉高耸，脉象细弦，苔白腻。此乃余气滞留，尚待疏达。治宜利气疏泄。

制香附9克　小茴香4.5克　广木香4.5克　炒芍药6克　炒枳壳4.5克　焦山楂9克　白蒺藜9克　沉香米2.4克（后下）　吴茱萸2.4克　川楝子9克　炒槟榔4.5克

五诊：12月13日。腹部胀痛消失，外形亦恢复原状，胃纳渐馨。调养脾胃以复其原。

当归9克　炒川芎4.5克　煨木香4.5克　炒乌药6克　炒枳壳6克　焦山楂9克　白蒺藜9克　小茴香4.5克　焦白术6克　新会皮6克

按：本例纯为气聚，由于肠胃气滞而成。气块壅塞肠道，膨胀而腹形高耸，按之有声，推之移动，腹痛不舒，胸闷纳呆，骚扰难眠。

本症治疗，以温中利气为原则，《医宗必读》谓："气积轻者，木香、枳壳、厚朴、橘红，甚则枳实、牵牛。"主要亦应疏泄气分。本例所用茴香、木香、沉香、吴茱萸等能温中，促进肠胃机能，增强运化能力，以利气；用苏罗子、路路通、香附、郁金、枳壳、青皮等利气药，能行滞散聚，排除气体。服药后腹中抄动不已，后即矢气连声，结块逐渐消失，腰痛亦愈。

通气功效卓越者，为苏罗子与路路通。苏罗子即娑罗子，《本草纲目》名天师栗，性味甘温，能理气宽中杀虫，主治胸脘胀痛，疳积痢疾等症。路路通即枫实，又名九孔子、枫果、摄子，功效能明目除湿，舒经络拘挛，气味香郁，又可宽胸利气；近代用单味治风疹块，亦验。两者合用，服后腹中抄动，往往作响，不久，上易嗳气，下则矢气，腹胀乃消，为优良的驱风药。

四、炙脔症（梅核气）

余某，51 岁，已婚。

10 年前因崩漏不止，施行子宫切除手术，因情绪不欢，胸宇不宽，食欲不振，日久后咽物时自觉咽喉中如粘附一小块肉片状，不上不下，妨碍吞食，颇感难堪。乃于 1960 年 1 月间前来就诊。

初诊：1 月 5 日。时常头眩失眠，咽梗如有炙脔，心绪不佳，脉象细数，舌苔薄黄。此乃气郁结于咽嗌，近代所谓梅核气者是也。治宜宣郁散结。

香附 9 克　郁金 9 克　川芎 4.5 克　炒枳壳 4.5 克　佩兰根 6 克　合欢皮 9 克　带壳砂仁 2.4 克（后下）　焦栀 9 克

青蒿9克　乌梅1枚　炙甘草2.4克

二诊：1月7日。服药后咽梗气阻稍瘥，仍感咽喉干燥，心烦不安，脾气急躁。此乃气郁化热。治宜疏肝清热。

柴胡2.4克　黄芩6克　青蒿9克　木香2.4克　枳壳4.5克　苏梗2.4克　砂仁2.4克（后下）　合欢皮9克　乌梅1枚　炙甘草2.4克　荷梗2尺（去刺）

三诊：1月11日。据述前日内热口燥，胸中有气上冲，心烦不安，今日稍好。胃不和则气上逆。治宜开郁降逆。

旋覆梗4.5克（包）　柴胡2.4克　青蒿9克　合欢皮9克　炒枳壳4.5克　姜半夏6克　全瓜蒌9克　薤白头6克　新会皮6克　焦谷芽9克　荷梗2尺（去刺）

四诊：1月18日。服药调治后，胸宇宽畅，咽部已无炙脔之感。面色萎黄。治拟养血扶土。

柴胡4.5克　当归9克　白芍6克　枳壳4.5克　郁金15克　青蒿9克　旋覆梗4.5克（包）　合欢皮9克　全瓜蒌9克　佩兰6克　苏梗6克

服后症遂痊愈。

按：炙脔症最早记述为《金匮要略·妇人杂病脉证并治》，谓："妇人咽中如有炙脔，半夏厚朴汤（半夏、厚朴、茯苓、生姜、苏叶）主之。"《千金方》加以形容："咽中帖帖如有炙脔，吐之不出、吞之不下是也。"后人又称其为梅核气，乃以感觉取名，因咽中似有梅核堵塞，咽不下吐不出。此属情志病，由精神抑郁，多思善虑，肝郁胃呆，气阻咽梗，而罹其疾。《王氏易简方》解释为："妇人情志执者，不能宽解，多被七气所伤，遂致气填胸臆，或如梅核，上塞咽喉，甚者满闷欲绝，产妇尤多此证，服半夏厚朴汤，间以香附子药，久服取效。”

本症系自觉症状，检验时并无实物。治疗以开郁宽胸，健脾散结为主。半夏厚朴汤偏于温，宜用于气郁而胃寒者。临证间，本症以素有内热口燥者较多，则应以越鞠丸（朱丹溪方：香附、苍术、川芎、神曲、栀子）较宜。本例即为咽梗而有郁热者，初诊以香附、郁金、合欢皮等宽胸开郁、化愁为欢，枳壳等破气散结，砂仁、佩兰等健脾悦胃，栀、蒿等清热散郁。二诊肝热症状显著，加用柴胡、黄芩以清舒肝经郁热，荷梗以通气宽胸。三诊时胃脘不舒，有气上逆，乃加旋覆梗、姜半夏以降逆，薤白头以开胸泄气。郁热解，气结消，咽梗症状消失。四诊用养血疏肝，健脾通气法以善其后，症乃痊愈。

五、阴挺（子宫脱垂）

毛某，35 岁，已婚，农民。

产后过早起床，蹲地洗衣，突感下部垂胀，子宫脱出，后即卧时缩上，立时脱垂，腰酸带下，精神疲惫。于 1960 年 6 月就诊。

初诊：6 月 23 日。产后阴挺已 3 个月。检查为子宫二度下垂，面色㿠白，腰酸膝软，舌淡多苔，脉象虚弱。气虚下降。治宜扶正固托。

潞党参 9 克　生黄芪 9 克　怀山药 9 克　焦白术 9 克　白芍 6 克　升麻 2.4 克　五味子 4.5 克　炒枳壳 4.5 克　丹参 9 克　大熟地 9 克　新会皮 6 克

外用熏洗方：川黄柏 9 克　金银花 9 克　蛇床子 12 克　炒枳壳 12 克　五倍子 9 克

二诊：6月25日。调治后，子宫业已上升，惟步行时尚有小腹垂坠感，腰酸肢楚。治宜固肾益气，巩固疗效。

黄芪9克　升麻3克　白术6克　白芍9克　五味子4.5克　炒枳壳4.5克　杜仲9克　川断9克　狗脊9克　丹参9克　陈皮6克

三诊：6月29日。阴挺已愈，垂坠感消失。刻感纳食不馨，略有腰酸。治宜固肾健脾。

白术6克　新会皮6克　茯苓9克　白芍6克　黄芪9克　丹参9克　炒枳壳3克　苏梗6克　佩兰6克　狗脊9克　杜仲9克　金樱子12克

按：阴挺，民间名“落袋”。清代陆以湉《冷庐医话》记浙语名“鱼袋”。因子宫脱垂，其形状如袋，所以江浙两地的病名相似。本症宋时《妇人良方》即有记载，名“阴挺下脱”，而《医宗金鉴》认为即内经所谓的“㿗疝”。究其病因，为身体虚弱，中气不足；肾气不固，胞络松弛所致。盖脾为后天之本，气血之源，脾气虚弱，纳运不健，则中气不足；肾为先天之根，并系胞，肾气受损，胞络松弛，子宫易脱垂。产后未曾满月，过早操劳，或患咳嗽，以致腹压聚增，为引起发作的诱因。

治疗以补脾肾，升提固脱为主，惯用成方为补中益气汤（李东垣方：黄芪、人参、甘草、白术、陈皮、当归、升麻、柴胡）。该方偏于补中气，对肾虚未能兼顾。而本症患者无有不腰酸者，下垂越深则腰越酸，说明胞络与肾经有密切联系，本例治疗乃用脾肾兼顾法。参、芪、术、陈补中气，仲、断、脊、五味子益肝肾。另用升麻以升提固托，丹参、枳壳并用，对本症亦有卓效。据近代实验，能使宫体收缩，促进子宫的血液循环，改善局部营养，从而使子宫韧带恢复韧性。

至于子宫脱垂后，宫体与衣裤等磨擦，表层易致破碎而受感染，引起肿痛、糜烂和白带增多，此种症状即薛己《女科撮要》所谓："肝经湿热。"一般可服龙胆泻肝汤(《局方》方：龙胆草、柴胡、泽泻、车前子、木通、生地、当归尾、栀子、黄芩、甘草)，并用熏洗方(见初诊)医治，候湿热症状消失，自行调养升陷。

六、阴道涸干吊痛

邹某，27岁，已婚，工人。门诊号45046。

患者生育颇密，现幼孩16个月，自哺。产后迄今经水未转，面色萎黄，头晕目花，腰酸肢软，精神疲惫，性欲淡漠，阴道内有涸枯感，缺乏滋润分泌物，时有抽痛，在同房时深感干涩不舒，小腹并感虚冷。乃于1962年春季来就诊。

初诊：2月11日。小腹虚冷而阴内枯干吊痛，性欲淡薄，脉象尺部微弱，舌质淡苔薄白。此系命门虚弱，肾阴不足。治宜壮命门、滋肾水。

淡附片9克　肉桂3克　巴戟天9克　仙灵脾12克　紫河车9克　紫石英9克（先煎）　当归9克　山萸肉9克　女贞子9克　狗脊9克　肥玉竹9克

二诊：2月19日。服药后精神稍振，同房时已有分泌物，疼痛亦瘥。现感下部虚冷，并有腰酸，仍是命门火衰。治宜温补冲任。

淡附片6克　肉桂2.4克　鹿角霜9克　仙灵脾12克　紫石英9克（先煎）　巴戟天9克　五味子4.5克　制冬术6克　肥玉竹9克　制首乌9克　狗脊9克

三诊：2月24日。调治后诸恙均瘥，性感业已恢复，阴内亦无干涩感，下肢转温，精神转佳。再予温补肾气，巩固疗效。

鹿角霜9克　紫河车9克　仙灵脾12克　巴戟天9克　金樱子9克　菟丝饼9克　制首乌9克　肥玉竹9克　怀山药9克　杜仲9克　续断9克

按：肾主水，亦为相火之源。明·虞抟《医学正传》谓："夫两肾固为真元之根本，性命之所关，虽为水藏，而实有相火寓乎其中，象水中之龙头，因其动而发也。"清·周自闲谓："命门者，人身之真阳，肾中之元阳是也。"上例患者，多产而胎不实，性欲淡薄，小腹乃下肢虚冷，乃命门火衰，阴内涸枯，肾亦为亏损，于是虚象蜂起。

初诊时以温命门、滋肾水为主。补命门之法，据周自闲谓："自古命门治法，亦惟温补肾阳而已，别无他法也。"所以用附、桂、巴戟、仙灵脾、狗脊等药，温肾助阳，复用归、萸、女贞、玉竹以滋润肾水，并以河车填补损伤的胞宫，服后肾阴已复，阴内分泌物增加，而下部虚冷依然。二诊乃增加血肉有情之品鹿角霜峻补，服后下肢转温，性感恢复。三诊时增入调补肝肾的仲、断、金樱子、菟丝子等，以巩固疗效，症遂痊愈。

七、盆腔炎

胡某，38岁，已婚。

患者曾生3胎，小产2次。1963年2月间第2次小产后，发热4月余未退，经医院注射抗菌素治疗无效。刻有胸闷潮热，腰酸肢楚，精神疲乏，带下似脓，有秽味，并时带红，经检查为盆腔炎。

初诊：6月28日。切脉细数，舌苔薄黄。据述此次小产后即行避孕，刻月经3个月未来，小腹隐痛，阴道流出脓汁带有秽臭味，小便中亦混有血丝，口干潮热。证属湿热内蕴，阴虚火旺。治拟养阴清热之法。

鲜生地30克　大红藤15克　川柏9克　知母9克　甘草梢4.5克　怀山药9克　粉丹皮9克　茯苓9克　山萸肉9克　樗白皮12克

复诊：上方加减，自9月底至10月15日，服用半月后，潮热消失，秽带减少，尿血亦止，腹部已感轻快，惟尚精神疲惫，大便燥结不畅。治拟健脾固肾，兼清余邪。

黄芪9克　白术6克　新会皮6克　生地9克　菟丝饼9克　山萸肉9克　甜苁蓉9克　川黄柏9克　茯苓9克　白槿花9克　甘草梢4.5克

按：本例为小产后身体虚弱，复受感染，抗病力薄弱，湿热内蕴，致使小腹疼痛，带下似脓，拖延半年余，身心受累，久不能复。以症由阴虚火旺，故用知柏八味丸加减，以鲜生地清热滋阴，山药补脾固肾，萸肉温肝兼固带脉，丹皮清君相之伏火，凉血退蒸；茯苓健脾化湿，泽泻泄膀胱之湿邪，加知、柏清热化湿，消除下焦虚火；金银花清热解毒，樗白皮燥湿止带。甘草梢清热解毒功著，如《本草逢原》认为本品擅长医治痈疽肿毒，《珍珠囊》谓能治“阴茎中痛”等，可知对小便频数不舒、流脓带血等症，用之有效。

至于红藤，是指木通科植物又名大血藤者，《本草纲目》附于茜草条附录，称为血藤。另有一种省藤，亦称红藤，属棕榈科。二者极易混淆，前者为清热解毒、散结消肿之品，后者乃驱虫利尿药。本案所用即

《本草纲目》所谓"血藤"者，亦即临证中用于治阳痈腹痛之红藤。妇科临证常用于子宫附件炎，尤对于输卵管发炎等有卓效。用量一般为12~15克。

本症性极顽固，所以在各种症状逐渐消失后，宜继续调理一个时期，否则极易复发。治法宜在调养气血药中酌加清热化湿之品如川连、黄柏等。一则增强体力，使能抵抗疾病；另则清除余邪，免留后患。

八、脏躁症

方某，38岁，已婚，工人。

患者曾生2胎，经水迟早不一。近数月来，因心中抑郁，复受惊吓，以致夜寐不安，日间倦怠，时多呵欠，精神紧张，偶有响声则心悸惊慌，胃口时好时坏，有时胸闷泛恶，喜怒无常。

1959年冬季就诊。据述业已数周未曾熟睡，头脑中似有人说话，心跳异常，周身病苦。乃多方安慰，增强其信心。脉细弦，舌质红苔薄黄。情志郁结，阴亏心虚。治用养心滋阴法。

炒枣仁9克　淮小麦9克　茯神9克　远志6克　当归6克　芍药6克　麦冬6克　甘松香2.4克　淡竹茹9克　焦山栀9克　陈皮6克

上方服4剂后，夜寐已安，情绪稳定，症已痊愈。

按：脏躁症之名，首先见于《金匮要略》："妇人脏躁，悲伤欲哭，象如神灵所作，数欠伸。"系情志刺激，肝郁心伤，阴液不足，虚火上炎所致。

本症症状颇复杂，有频频呵欠的，有心惊胆怯者，有喃喃自语者，有坐立不安者，形形色色，不一而作。归纳而言，可分两类：一种为感觉减退，如视而不见，听而不闻，记忆力减退。另一种为感觉亢进，如哭笑无常，情绪过敏，时易激动等。治疗前者宜甘草丸(《千金方》方：甘草、远志、菖蒲、人参、麦冬、干姜、茯苓、泽泻、肉桂、大枣）加五味子；后者宜甘麦大枣汤(《金匮要略》方：甘草、小麦、大枣）加甘松香、淡竹茹、焦山栀、陈皮。

本例为情志受刺激，血虚而内火上扰，所以身体虚弱而精神反而兴奋，治疗用甘麦大枣汤合安心汤(《千金方》方：远志、甘草、人参、茯神、当归、芍药、麦门冬、甘草)。该症多有内热，口干苔黄，心烦惊悸，泛恶不舒，故酌加焦栀、竹茹，以甘松合陈皮，尤为治本症之验方，对精神异常具镇静功能。又以其芳香气味，能宽胸开胃，止呕化郁，惟用量一般宜3克左右，如用量过多，易引起口干咽燥之弊。

本症治疗，必须增强患者对医生和药物之信任，方能事半功倍。此外，病愈后尚须胸襟宽达，情怀怡悦，勿忧郁嗔怒，始能巩固疗效。

九、小便频数

顾某，29岁，已婚。

患者曾生3胎，孩均夭。目前曾怀孕3月而小产，经水超早量多，时有头晕目花，腰酸腹胀，小便虚冷。最后小便频数，甚至妨碍睡眠，精神颇感痛苦，乃来门诊。

初诊：1962年9月16日。患者面色萎黄，眼泡浮肿，精神倦怠，据述最近因小便频数而妨碍睡眠，深感痛苦，昨晚一夜小溲20余次，转辗床侧，时刻起床，几乎彻夜未能合眼。尿色清淡。切脉细迟，舌质淡而苔薄白。中气不足，肾气虚寒。治宜固肾宁心，益气举陷法。

桑螵蛸9克　肉桂2.4克　潞党参9克　茯神9克　怀山药9克　山萸肉9克　焦白术6克　远志6克　菟丝子9克　当归6克　益智仁6克

复诊：上方服2剂，小便频数十愈其八，晚间亦能安寐。惟常腰酸膝软。再服健脾温肾，填补冲任法调理。

鹿角霜9克　肉桂2.4克　巴戟天9克　狗脊9克　怀山药9克　山萸肉9克　焦白术6克　白芍6克　黄芪9克　益智仁9克　五味子4.5克

服后小便频数痊愈，小腹乃下肢渐感温暖，精神好转，面色渐润。于2个月后得胎，并于次年8月26日平安生产。

按：小溲频数，主要关系脾、肾两脏，脾为中宫属土，主消谷运化，中气不足，对水分统摄产生影响，往往能够影响膀胱机能，所谓上虚不能制下即是。《灵枢·口问》谓："中气不足，溲便为之变。"至于肾脏，与本症关系更密，因为肾司二便，和膀胱为表里，肾虚不能约制水液，因而小便频数而清冷。《素问·至真要大论》谓："诸病水液，澄澈清冷，皆属于寒。"

本例为脾肾虚弱，下元不固之小便频数，兼有失眠，精神委顿，面目虚浮，治疗以培本为主，用桑螵蛸散(《本草衍义》方：桑螵蛸、远志、龙骨、石菖蒲、人参、茯神、龟甲、当归）加减。涩可去脱，以桑螵蛸为君，能固肾益精，敛缩小便；辅以菟丝子、益智仁、山萸肉等补肝肾，摄小溲；潞党、山药、白术等补中气，健脾胃；以当归养心血，茯神、远志安心宁神；

用肉桂之辛温以温暖下元，恢复膀胱的气化功能。服后获效。

十、阴吹

李某，24岁，已婚。

1963年9月间就诊：据述，最后白带较多，小便频数不舒，阴道里时时有矢气，近日工作较忙，常偶一转身，下部即放气连连有声。面色㿠白而少血色，时有头眩腰酸。脉虚细，舌质淡而苔白。乃肾气不足，中气下陷。治以固肾益气，升陷固托。

升麻2.4克　黄芪9克　肉桂2.4克　甘草梢4.5克　白芍6克　狗脊9克　巴戟天9克　白术6克　菟丝子9克　覆盆子9克　五味子4.5克

用上方加减先后服用6剂后，阴吹症状好转，白带亦少，小便次数恢复正常。

按：阴吹一症，在临诊中并不罕见，惟有些妇女不肯说明。本症《金匮要略》即有记述："胃气下泄，阴吹而正喧，此谷气之实也，膏发煎导之。"《金匮要略》所记之阴吹，乃大便艰燥，津液不足，治用油类滋润。临床颇多系气血虚弱，肾亏中气下陷者，治疗扶气固托。《赤水玄珠》曾有医案："令媳长卿之妇……此后但觉浊气下坠，屁从子户中出，以补中益气汤加酒炒黄连，调养而平。"

本例患者，肾气亏损，中气下陷，而有阴吹、带下、小便频数等症。治疗以升麻升提胃气，使气不下陷；芪、术能健脾益气；肉桂、狗脊等堪以温补肾阳，能治小便频数之症；用甘草梢以解除小便不舒。服后尚能见效。

十一、阴痒

洪某，48岁，已婚。门诊号：28212。

患者绝经已有10个月，近日阴部瘙痒，带下连绵，坐卧不安，难以忍受，平日肝阳偏亢，时常心烦头晕，情绪急躁。乃于1959年冬来诊。

初诊：10月12日。阴痒多带，连绵2个月，腰酸膝软，夜寐不安，脉象浮数，舌苔黄腻。此乃脾虚血少，湿热内蕴。治宜健脾益血，清热化湿。

怀山药9克　焦白术9克　生地9克　陈皮9克　茯苓9克　川柏皮9克　蛇床子9克　金银花12克　炒枳壳9克　绵杜仲9克　鸡冠花9克

二诊：10月14日。调治后带下渐少，阴痒较差，肝阳上扰，头眩复作。治拟平肝泻火，兼清湿热。

龙胆草4.5克　夏枯草9克　决明子9克　蛇床子9克　黄柏9克　淡子芩9克　茯苓皮9克　新会皮9克　焦白术9克　樗白皮9克　生地9克

三诊：10月17日。阴痒已愈，白带亦止，稍感头晕。此乃肝阳上扰。治宜平肝泻火，清理余湿。

夏枯草9克　龙胆草4.5克　苦丁茶9克　川黄柏9克　陈青蒿6克　桑寄生9克　决明子9克　茯苓9克　炒枳壳4.5克　海螵蛸12克　樗白皮12克

按：阴痒均属湿热所致。而湿热之所以内蕴，与本身虚弱，也有关系。《女科经纶》述及本症谓："肝经血少，津液枯竭，致气血不能荣运，则壅郁生湿，湿生热。"本症虽非重笃，但奇痒难受，得热则瘙痒更甚，甚至彻夜不能安睡；复多兼有带下，浊带刺激外阴皮肤，又引起瘙痒，相互影响，遂顽固难愈。

治疗本症，一般以龙胆泻肝汤（龙胆草、柴胡、泽泻、车前子、木通、生地、归尾、栀子、黄芩、甘草）化裁。《女科经纶》认为："然其本元，又当滋养肝血，补助脾土，益阴燥湿也。"所以应详细辨证，标本兼顾。本例阴痒兼有肝阳，初诊用生地养阴补血，术、苓、陈、山药健脾胃、化湿邪，川朴、双花、蛇床子等清热化湿，鸡冠花束带，杜仲补肝肾。服后阴痒已瘥，而肝阳偏亢。二诊时以平肝泻火药为主，以龙胆草、夏枯草、川柏、黄芩等能兼以平肝阳又清湿浊之品，对两种证候合治。三诊时症已痊愈。再进泻火化湿药，清肃余邪。如龙胆草、夏枯草、川柏、金银花、蛇床子等诸般清理湿热之品。外用一般亦有杀虫制菌，止痒化湿之功效。朱老中医治疗本症，每嘱患者自行煎药，头一、二煎内服，三煎可留作外用熏洗；尤宜于临睡前熏洗局部患处，然后就寝，便可使卧后不感瘙痒，安心入睡。此一物二用，节约药材费用之一法也。

十二、阴癣

胡某，45岁，已婚。门诊号：29552。

外阴奇痒已13年，阴门局部皮肤发黑，部分感觉麻木，并有杨梅刺形状细粒，痛苦万分。因为隐疾，羞不敢言，拖延至今，刻实无法忍耐，乃于1960年初来诊。

初诊：1月9日。外部瘙痒，夜眠不安，脉象细数，舌苔薄白。症属阴部牛皮癣。治宜清理湿浊。

生地30克　地肤子12克　茯苓皮9克　龙胆草4.5克　川柏9克　炒枳壳4.5克　赤芍9克　丹皮9克　金银花9克　天花粉9克　车前子9克

另用外用熏洗方（忌入口）：蛇床子12克　羊蹄根12克　土槿皮12克　川楝子9克　白鲜皮9克

二诊：1月12日。内外并治，阴痒减轻，阴门皮肤由黑转紫，病有起色，内热口燥，小便热赤。治宜平肝泻火。

龙胆草6克　夏枯草9克　苦丁茶6克　地肤子12克　苍耳子12克　赤苓9克　丹皮9克　炒枳壳4.5克　蛇床子9克　苦参片9克　陈皮6克

三诊：1月15日。瘙痒大减，夜寐亦安，局部症状好转，阴部皮肤较前转润，刺形细粒已消，食欲不振，腿膝无力。治宜健脾化湿。

焦白术6克　新会皮6克　茯苓皮9克　大腹皮9克　蛇床子12克　地肤子12克　车前子12克　苍耳子12克　赤芍9克　宣木瓜9克　炒枳壳4.5克

按：本症系风热湿邪侵入外阴，郁久风盛，化而为虫，引起局部生癣，瘙痒无休，日久皮肤焦枯，搔破之处则生湿疹，顽固难愈。治疗宜用清热，渗湿化浊。内服药中如龙胆草、地肤子、苍耳子、苦参片、黄柏等均能驱风渗湿，制菌化浊。外用熏洗方中的羊蹄根、土槿皮、川楝子等对癣症有卓效，已为近代科学实验证明。内外并治，经3次治疗，症已基本好转，奏效颇捷。

阴痒熏洗后，如局部仍有潮湿或流黄水，宜用黄柏、乌贼骨各等分，研成极细末，渗扑患处，能燥湿消毒，增强疗效。

十三、吊阴痛

某某，52岁。

正产5胎，人流1次，绝经3年，阴内吊痛感，已有3年，1周前突然吊痛颇剧，持续至今未缓解。

1970年8月就诊。两腿不能步履，起卧也受牵制，精神委顿，心烦胸闷，咳嗽多痰，苔薄黄，脉弦细。此乃足厥阴痛。治宗《竹林女科》之川楝汤加减，疏肝理气，温中止痛（妇检：无异常）。

川楝子9克　小茴香3克　桂枝6克　川芎4.5克　当归9克　细辛2.4克　乌药9克　枳壳3克　煨木香4.5克　吴萸2.4克　陈皮9克

复诊：服上药三帖即见起色，疼痛消除，步履轻松，精神见振。宗原法以巩固前效。

川楝子9克　小茴香3克　吴萸2.4克　煨木香3克　旋覆梗3克　全瓜蒌12克　郁金9克　枳壳3克　细辛1.8克　桂枝3克　青陈皮各4.5克　甘松4.5克

按：以《竹林女科》之川楝汤加减治之。方中以川楝子为君药，以小茴香、木香、乌药加强其作用，再佐细辛，止痛之效更佳，当归、川芎养血活血，桂枝温通血脉，吴萸温中散寒，陈皮、枳壳理气疏通。全方在川楝汤基础上加减，以达到疏肝理气，温中止痛作用，卒致药到病除。复诊中以原方去当归、川芎、乌药，加旋覆梗、全瓜蒌、郁金、甘松，以增强宽胸理气作用。对其兼症，心烦胸闷、咳痰等能见减轻。

吊阴痛多见绝经前之妇女，在经行时发作，而临床上亦见于绝经后妇女，本症即是。本病例经过妇科检查，无器质性病变。看来此症乃冲任渐衰，血涸气滞所致。故而在古方川楝汤基础上有所发挥，以一方面养血活血温通血脉，一方面疏肝理气温中止痛。抓住气为血帅，血随气行，养血扶正，理气止痛，致使痛势立减，病家转忧为喜。

十四、妊娠皮肤发黑

林某，27 岁，门诊号：12206。

初诊：1970 年 8 月 19 日。第 1 胎，怀孕 5 月余，期间无特殊不适，最近 2 周起病于足趾瘙痒，1 周后牵及四肢，奇痒不堪，尤其遇风和见阳光更痒，上下肢皮肤遂见枯黑。脉象弦滑，舌苔薄白。治拟清血健脾利湿。

生地 12 克　茯苓皮 9 克　穞豆衣 12 克　忍冬藤 12 克　嫩钩藤 9 克　地肤子 9 克　苍耳子 9 克　黄芩 9 克　归身 9 克　生甘草 3 克　白术 6 克　赤豆 9 克　5 剂

二诊：8 月 26 日。服药 2 剂后，自觉瘙痒减轻，四肢皮肤枯黑颜色见减淡。治以原方 7 剂。

三诊：9 月 19 日。药后精神已好，四肢黑皮全退，手掌脚底似有轻微痕迹，夜寐欠安，四肢麻木，胎动亦好。治拟凉血安胎。

生地 12 克　茯苓 9 克　黄芩 9 克　白术 6 克　绿豆衣 12 克　穞豆衣 12 克　赤小豆 12 克（打）　银花 9 克　甘草 3 克　夜交藤 15 克　钩藤 12 克

续服 6 剂以巩固疗效。

按：该病员怀第 1 胎妊娠 5 个月时，四肢皮肤枯黑，上肢自手掌至肘以上，下肢自足趾至膝盖以上，且奇痒不堪，彻夜不寐，面部及躯干均正常。起始曾在某医院皮肤科治疗，诊为过敏性皮炎，每天静脉注射硫代硫酸钠，并配合外敷，诊治半月，未见奏效。先来本部外科门诊，后转妇科诊治。根据患者正值妊娠期，血聚以养胎，又体质素虚，血虚不能濡养四肢，当需养血，用当归 9 克；胎热宜清，则用生地 12 克，养血又凉血，淡芩清热安胎。又皮肤枯黑，乃胎火偏旺，热毒熏灼，泛之皮肤所致，当以清热解毒。故用扁鹊三豆饮（穞豆、绿豆、赤豆、生草），而其中赤豆又有养血作用；银花改用忍冬藤，可清热和络，走达四肢；脾主四肢，故方中又用白术健脾，茯苓皮健脾利水；苍耳子、地肤子祛风止痒，钩藤清热平肝祛风。

上方2剂后，奇痒见减，5剂后皮肤枯黑逐渐转淡，仅剩手掌心及指掌关节少许。再服7剂全部消退。

十五、内伤胞宫腹痛

孙某，24岁，已婚。门诊号：63123。

患者经前小腹被踢，疼痛颇剧，经来量多，绵延8天，经注射止血剂而停，但腹部疼痛未除。阴道检查：小腹压痛明显，诊断为子宫外伤。曾用活血祛瘀理气药未效，乃转来门诊就诊。治用养血补宫法。

黄芪9克　党参9克　熟地12克　当归9克　白芍6克　焦白术9克　白茯苓9克　枳壳3克　陈皮3克　海螵蛸9克　甜苁蓉9克

服药3剂而愈。

按：本病病情简而不繁，似识诊颇易，因小腹被踢受伤而致病，经期未临而先至，兼小腹部胀痛，原用药认为其痛者为气血滞结之故也，故以活血去瘀理气药数剂，未奏效验，疼痛依然。朱老乃用补养气血之法3剂告愈。其所用补养得效者，乃为伤后经行出血过多，疼属虚证，非气阻实痛也，故宜补养为是。

医　论

妇科肝病证治体会

肝属木，主风，体阴用阳（以血为体，以气为用），滋生于水，涵养于土，乃藏血之脏，性喜条达，与情志有密切关系。《素问·灵兰秘典论》云："肝者将军之官，谋虑出焉。"谋虑是属思维功能，所以有精神官能方面的作用。如有怫郁，则气机不舒，气郁则血滞，于是百病丛生。尤于妇女为甚。盖妇人以血为主，肝为血脏，与冲任血海相关，肝经气血不能舒畅，能影响冲任引起经、带、胎、产诸疾。秦天一谓："今观叶先生案，奇经八脉固属扼要，其最重要调肝。因女子以肝为先天，阴性凝结，易于怫郁，郁则气滞血亦滞。"《醧塘医话》谓："妇人善怀而多郁……肝经一病，则月事不调，艰于产育。"刘河间及王肯堂均有天癸即行，病候当厥阴之论，说明妇科中肝病为重要因素。今探讨其病机，分析症状，归纳治则，介绍方药，以为一得之见，仅供参考。

肝病机制：肝在体为筋，开窍于目，其华在爪，以血为体，以气为用。胆附于中。其经络起于大趾丛毛际，循阴股，入阴毛中，环绕阴器，至少腹上行，入属肝脏，联络胆腑，上贯膈膜，散布胁肋，乳头为其所辖，上连于目系，与督脉会合于头巅。

肝经即是环绕阴部，由少腹两侧上行，因此，与盘踞而汇集于小腹之奇经八脉，能互相影响。肝又为女子先天之说，即指其关系发育与生殖机能而言；它又兼辖乳头，乳部疾患亦常与肝经有关。

妇科肝病，分虚实二类。实证多由于精神刺激，以致肝气横逆，引起经来腹痛，胸胁闷胀，乳部胀痛，不孕等症。肝郁气滞又能引起月经不调，肝气上逆能导致逆经或产妇乳汁自出。情志失调，气郁夹痰则成梅核气。气逆于心而成脏躁症等。肝为藏血之脏，妊娠赖以养胎，肝阴不足、肝阳有余，常出现子烦等症。肝失濡养，阳亢火煽，风自内生，逆上头巅，引起子痫等严重症状。其他如寒滞肝经，亦能引起妇人腹痛疝气。至于虚证，由于肝阴不足，影响冲任虚损，能引起经水后期，月经量少等症。

妇科肝病的证治：经水不调，时受精神刺激，肝郁气乱，气血不能舒畅，影响冲任，症见经水忽前忽后，经量时多时少，色时红时淡，情绪不佳，胸胁闷胀，食欲不振，舌质红，苔白，脉象细弦。乃肝郁血虚，脾失健运。治当疏泄肝气，养血健脾。宜《太平惠民和剂局方》逍遥散（柴胡、当归、白芍、白术、茯苓、炙草、煨姜、薄荷）加合欢皮、绿萼梅等。

妇科调肝方的应用：调肝方之成方颇多，现简介妇科常用治肝郁和补肝阴两类，说明其灵活运用之法，他则触类旁通，不再详述。

肝郁而引起经水不调，最常应用者，首推逍遥散。历来方剂中以逍遥散为名者共有四方。目前妇科都采用《太平惠民和剂局方》的逍遥散。该方适用于肝郁血虚、脾运失健所引起的月经不调，经来腹痛，不孕症等

（方用当归、白芍养血以柔肝体，白术、茯苓、甘草健脾和中，用以柴胡清芳流动之品，以通气滞，解木郁，遂其曲直之性，配以少量煨姜、薄荷），调补外兼能促进食欲。肝郁血虚，每多兼有火旺，引起月经超前或产后乳汁自出等症，用上方加丹皮、焦栀（丹栀逍遥散）治疗。血虚是月经不定期而致经闭者可加熟地（黑逍遥散）。傅青主更将本方灵活应用，治疗妇科各症。如肝郁夹湿热下注的青带，治以加味逍遥散（逍遥散去当归、白术，加茵陈、山栀、陈皮）；肝郁火旺而引起血崩，治以平肝开郁，如止血汤（逍遥散去茯苓，加生地、丹皮、参三七、黑荆芥）等。

妇科常用行气解郁方为朱丹溪越鞠丸（香附、苍术、川芎、建曲、山栀）。方中香附行气以平郁，苍术燥湿而除湿郁，川芎活血而行血郁，建曲消积以化食郁，栀子清热以解火郁，气行湿去而痰自消，所谓统治六郁。与逍遥散相比较：逍遥散性平而润，适合于肝体虚而气不舒畅，脾土又弱之证。越鞠丸则性峻而燥，适合于气郁实证。

至于由于气滞而引起的经来胁胀腹痛或腹中有瘕聚疼痛等症，应以《韩氏医通》青囊丸（香附、乌药）为主。方中药虽两味，但切合病机，以香附行气解郁，乌药止痛消胀。据《串雅内编》讨论本方为走方铃医治妇人百病者，盖妇人善郁故也。治气滞痛经方，亦以此两味为主。如刘河间绀珠正气天香散，加陈皮、苏叶、干姜；《女科准绳》加味乌药散，加砂仁、木香、延胡索、甘草。治气滞的瘕聚，亦多用本方加郁金、枳壳、当归、青皮、木香、川芎等品，有消气消胀、宽中止痛之效。

肝阴血虚能影响冲任，使血海不充，经水失常，如月经量少、后期至经闭等症。治宜补肝体，调经水，以四物汤为主。盖能补而不滞，调而不峻，可以为妇科常用方。傅青主善用本方加减，以治疗妇人经胎诸疾。如加白术、黑荆芥穗、萸肉、川断、甘草名为加减四物汤，治血虚精枯的月经过多，以养血滋水并重，取子母相生、乙癸同源之意。加白术、丹皮、延胡、甘草、柴胡名为加味四物汤，治肝气不舒、血虚的月经忽来忽断、时痛时止，理血舒肝以调经水。去川芎加萸肉名为养精种玉汤，治血虚水亏的身瘦不孕，药仅更动一味，而成为补血填精调经种子之方。又如去川芎加丹皮、黄芩、沙参、黑荆芥穗名为顺经汤，治经前腹痛吐血，减去升窜之性的川芎，加凉血润燥之品，一变为引血下行，归于血海而治逆经方。

经前乳胀的临证经验

经前乳胀，历代妇科书籍中很少记述，而在日常门诊时所见患者较多。究其原因，大致有二：一是过去在封建社会，认为乳房是隐秘之处，即有胀痛，亦多畏羞而不言。二是本症在经前发作，至经来后能自行消失，因而忽略。事实上这一症状，不仅能妨碍身心健康，甚至可影响生育，因此值得注意和研究。

临证间，凡遇经前乳胀者，多数兼有不孕症，患者专来医治经前乳胀者较少，多半是因为不孕就诊而询问症状时发现了本症。根据多年来记录较完整的20例本症，加以分析。

（一）症状分析与临证分型

经前乳胀，发生在经前。一般都在临经前3~7天。

亦有甚至在经后半月左右发生乳胀，至经来一二天间消失，但亦有直到经净后始行消失。于下次月经前重复发作，颇有规律性和周期性。乳胀之程度，有乳房作胀，乳头疼痛，乳胀兼有结块及乳胀结块兼有灼热感等。此外，在本文病例中兼有腹胀、腰酸及行经腹痛者17例，纳呆者10例，胸闷者8例，小腹旁吊痛者5例，性欲淡薄者4例。其中8例经妇科检查，发现有输卵管炎者3例，输卵管阻塞1例，子宫发育欠佳者1例，子宫发育不全兼输卵管炎者1例，子宫颈炎、性神经麻痹者各1例。20例患者大都有不孕史，2~5年不孕者11例，6~10年不孕者6例，11~13年不孕者3例。

（二）根据临床症状，可归纳为以下几个类型

1. 肝郁脾虚型（14例） 临经前胸闷乳胀，食欲不振，泛泛欲吐，腹胀或小腹垂胀而痛，间有小腹两侧吊痛感，脉象弦细，舌淡而胖，苔薄白。

2. 肝郁肾亏型（3例） 临经前胸闷乳胀，腰酸肢软，平时性欲淡薄，经水初潮16~20岁间，脉象沉弦，舌淡少苔。

3. 肝郁血虚型（1例） 临经前乳胀，头昏目眩，面色萎黄，精神疲怠，经水时常落后，量少色淡，脉象细弦，舌绛少苔。

4. 肝郁冲任虚寒型（1例） 临经前乳胀，腰酸神疲，小腹有寒冷感，脉象细迟，舌淡苔薄白。

5. 肝郁火旺型（1例） 临经前胸闷乳胀，口干内热，小腹疼痛，或小腹两侧胀痛，平时有秽带，脉象弦而稍数，舌淡红苔薄黄。

（三）治疗

治疗方法，以行气开郁、健脾和胃为主。用香附、合欢皮、苏罗子、路路通各9克，广郁金、焦白术、炒乌药、陈皮各3克，炒枳壳3克。乳胀甚者加青橘叶、橘核；乳胀痛者加川楝子、蒲公英；乳胀有块者加王不留行、炮山甲；乳胀有块兼有灼热感者加海藻、昆布；兼有肾虚者加杜仲、续断；兼有血虚者，加当归、熟地；兼有冲任虚寒者，加鹿角霜、肉桂；兼有火旺者加黄柏、青蒿；小腹两旁掣痛者加红藤、白头翁。

（四）疗程

于临经前有胸闷乳胀时开始服用，直至经来胀痛消失为1个疗程，如此连续服用3～4个疗程。可获确效。

（五）临床疗效观察

20例中治疗次数最少者3次，最多者41次，一般多在10次左右。治后痊愈并怀孕者13例，症状好转尚未有孕者6例，无效者1例。其中肝郁脾虚型14例，痊愈11例（其间10例受孕），3例好转；肝郁肾亏型3例中2例好转，1例无效；其余三型各1例，均痊愈而受孕。

（六）病案举例

1. 贾某，30岁。门诊号：561550。

婚后生一女，迄今已12年未孕。曾患子宫炎，业已治愈。现在经期尚准，惟经前有乳部胀痛，胸闷纳呆常有饥嘈，经来时亦有乳部胀痛，脉象细弦，舌苔薄黄，诊断为肝郁脾虚型乳胀不孕。西医诊断为输卵管阻塞。经前乳胀时服用处方：香附、郁金、当归、白术、枳壳、苏罗子、路路通、橘核、乌药、青橘叶、陈皮。至经来腹痛时，用原方去苏罗子、路路通、橘叶核，加白芍、延胡索、净乳没、木香。经治疗9次，越6个月怀孕。

2. 程某，30 岁，门诊号：518320。

婚后 5 年未孕，经来先后不一，经前 1 周乳房胀痛，经行时小腹胀痛，平时多秽带，小腹两侧时有隐痛，行经时更有吊痛感，口干内热，胸闷腰酸，脉象细数，舌苔薄黄。诊断为肝郁火旺型乳胀不孕。经前乳胀时服用处方：香附、郁金、当归、苏罗子、路路通、橘叶核、白术、红藤、枳壳、柴胡、陈皮。平时小腹两侧隐痛，有腥臭黄带时处方：白术、茯苓、陈皮、樗白皮、白槿花、川黄柏、红藤、白头翁、怀山药、山萸肉、白果。经连续治疗 8 次，于 1 年半后怀孕，足月分娩。

3. 马某，35 岁，门诊号：3220。

婚后 8 年未孕，月经偏后，经前预感乳房胀痛，经来时小腹冷痛，平时性欲淡薄，带下连绵，腰酸神疲，脉象细迟，舌苔薄白。诊断为肝郁冲任虚寒型乳胀不孕。经前乳胀时服用处方：香附、郁金、橘叶核、白术、陈皮、合欢皮、枳壳、乌药、鹿角霜、陈艾。经净后 10 ~ 20 天处方：鹿角霜、肉桂、巴戟天、仙灵脾、当归、川芎、白芍、杜仲、川断、阿胶。经治疗 17 次后怀孕。

（七）讨论

推敲经前乳胀的病机，主要为肝郁。盖肝为将军之官，性喜条达，如受情志刺激，气郁滞留，难于疏泄，横逆犯胃，于是肝郁胃阻，两经经络相应地受到影响。乳头属肝，乳房属胃，故症见乳头疼痛，乳房作胀。临证间可以证实肝气郁结和乳胀有着密切关系。有一杨姓患者（门诊号：55307），婚后 11 年未孕，临经胸闷乳胀，经来 1 天自消。于 1973 年 11 月间，经净 1 周，因事动怒气郁，又现胸闷乳胀，一若临经前所见征象然。

由于肝经的循行部位是“循阴股，入毛中，过阴器，抵小腹……”(《灵枢·经脉》)，因而某些生殖器疾患常与肝经有关。

《素问·骨空论》谓任脉者，“起于中极之下，以上毛际，循腹里，上关元……”，而主孕育。任脉与肝经亦有密切关系，两经经脉同行小腹，且任脉有腧穴，如曲骨、中极、关元等都和肝经相会。当经水将来之时，血海充盈小腹也相应地有紧张感，于是肝经郁滞之象更为显著，上则见胸闷乳胀，下则小腹胀痛。经水来后，血海渐空，故小腹紧张感也随之消失，肝郁缓和，故乳胀腹胀亦平。若此周期性反复发作，日久则导致不孕。

治疗本症，宜持之以恒，须于经前乳胀时开始，直到经来胀痛消失为止，连续3~4个月，可获确效。往往有部分患者，上月经治疗后，本月经来未感胀痛，以为痊愈，便勿服药，而至下有经前，诸症复作，以致功败垂成，殊可惋惜。

乳胀之症与肝经关系最密切，治疗一般以疏肝理气为主。思《瑞竹堂方》四制香附丸及《奇效良方》一品丸，两方都以单味香附为主。此因香附能理气调经，为妇科要药。朱老用以配合郁金、合欢皮，两味皆能理气解郁，郁金又能活血消胀，合欢皮更可解愁。三品相配，相得益彰。再加白术、陈皮、枳壳健脾和胃，以增进食欲，取指迷宽中丸之意。苏罗子（娑罗子、天师栗）、路路通（九孔子），疏通经络。朱老常以两药同用，服后上易嗳气，下则放矢，因而乳胀、腹胀俱减，效颇显著。乌药则香窜散气，能消胀止痛。综合全方有疏肝开郁，疏通经络，调经止痛，健脾和胃之功用。

青橘叶有行气疏肝消结之功，橘核能温化消结，两药历来为治乳房结核之专药，乳胀甚者可加入。川楝子、蒲公英利气止痛，消肿散结，两药治乳痈颇能获效。王不留行、炮山甲性善走窜，通络而消结块，今用二味研细末，每次服1.5克，有消除乳房结块之效。海藻、昆布味咸能软坚，性寒又可散热，可解乳部郁热。红藤（指《本草纲目》茜草条附录所谓血藤，非省藤）合白头翁，治疗临经乳胀小腹两侧吊痛，兼止带下卓效，用量各为12克。

重症功能性子宫出血10例的疗效观察

功能性子宫出血症，属于中医学的崩漏。是妇女常见疾病之一。严重的势如崩泉，急不待缓，可能在最短时间内导致暴脱。顽固的又绵延持续、经久不愈，妨害身体健康，影响工作效率。中医采用整体疗法医治，着重调节机体与脏腑和阴阳虚实的失调。本文是选择近年来临床所治疗的严重的功能性子宫出血症10例，均经长期观察了远期疗效，兹介绍如下：

（一）病例的选择

根据以下两个原则选择病例：一是严重性的暴崩，甚至多次发生昏厥现象的。一是顽固性的，流血淋漓，绵绵不绝，至少连续60日以上，有的竟多年未愈的。病例都经医院作盆腔检查，没有肿瘤、息肉或炎症等等，而属于功能性子宫出血。

10例中属于严重性的3例，顽固性的7例。观察时间最短的是10个月，最长的是3年零3个月。

患者年龄：12～20岁1例，21～30岁2例，31～40岁5例，41～50岁1例，51岁1例。

婚姻状况：未婚者2例，已婚者8例。

就诊前曾由医院施行刮宫手术者4例，激素治疗者2例。

（二）症状和病机分析

中医学对本症的发生，认为与下述三因有关。一为内因七情的影响，二为外界气候等的变化，三为劳倦起居不节；这些因素都能损伤络脉，引起本病。

在10个病例中，经临证求因，归纳于：①脾不统血型3例；②气血双虚型1例；③肝肾虚亏型4例；④阴虚火旺型1例；⑤血瘀型1例。各型的主症是：

1. 脾不统血型　经水淋漓，胃呆，面目浮肿，脉象虚缓，舌苔薄白而腻。

2. 气血双虚型　多由暴崩而引起。症见头晕目眩，面色萎黄，流血量多，脉象虚芤。

3. 肝肾虚亏型　长期的经血淋漓不止，腰酸腿膝无力，头眩神疲，脉象沉弱。

4. 阴虚火旺型　漏下日久，咽干口燥，潮热龈肿，舌红无苔，脉象细数。

5. 血瘀型　崩下而夹有紫黯色血块，并有腹痛，舌质略带紫色，脉象细弦。

（三）治疗原则

根据“急则治其标，缓则治其本”的原则，对于暴崩势急，日夜不止，形成气随血脱现象，如出现头晕心悸、眼前发黑、面色皖白、呼吸低微、四肢发冷、屡有昏厥的，以固脱挽阳为主。可用独参汤或重用党参，另加黄芪、五味子、阿胶、仙桃草、仙鹤草、焦白术、地榆炭、蒲黄炭、贯众炭等浓煎灌服，以补气固脱，每能应手。对于漏下不止者，应根据征象，用以下几种治法：

1. 脾不统血型　因脾土不运，统血无权，中气下陷，不能固摄。治以归脾汤，酌加仙鹤草、仙桃草、金樱子、山萸肉等，以补心脾，并引血归源。

2. 气血双虚型　因气血虚衰，缺乏固摄经血能力。治以八珍汤去川芎，当归改归身炭，加十灰丸，峻补气血以固本，堵塞其流以治标。

3. 肝肾虚亏型　肝藏血，肾主精，肝肾虚损，八脉空虚，经血下泄无度。治以固气汤（《傅青主女科》方：人参、熟地、白术、当归、茯苓、炙甘草、杜仲、山萸肉、远志、五味子），加阿胶、龟甲胶、牛角腮、乌贼骨，以血肉有情之品填补肝肾、充盈奇经。

4. 阴虚火旺型　阴虚生内热，迫血下行。治以增损四物汤去川芎，加青蒿、阿胶、熟军炭、侧柏炭、地榆炭，壮水以制火，火熄经漏自止。

5. 血瘀型　因瘀滞胞宫，血不归源。治以失笑散加焦白术、熟地、熟军炭、震灵丹、平地木、乌贼骨，以养血祛瘀，瘀血去而新血得复。

（四）近期和远期疗效的观察

功能性子宫出血重症 10 例经治疗后，近期疗效是：其中暴崩 3 例中，全部停止而愈（治疗 2 天停止者 1 例，10 天停止者 1 例，12 天停止者 1 例）；久崩久漏 7 例中，淋漓停止者 6 例（1 周停止者 4 例，2 周停止者 1 例，4 周以上停止者 1 例），显著减少者 1 例。以上 10 例均经随访，观察其远期疗效，截止 1963 年 4 月底止，痊愈者 5 例，显著进步（已无崩漏现象，但有时尚有月经过多或经水超前）者4例，无效1例（仅经水淋漓，日期已从每月15天缩至13天）。

（五）病例介绍

1. 血瘀型（暴崩）

顾某，32岁，已婚，店员。门诊号：45107。1962年2月14日就诊。

月经史：18岁初潮，周期28日。经行日期：3日。生育：生7胎，现存5孩。

主诉：患者于1961年12月4日经水逾期10日始来，连绵不止，并不慎房事。于1962年1月8日突然暴崩，并有大量血块，头目昏晕，不省人事。曾送某医院急诊，经治疗后崩势稍缓，患者不愿住院，返家后于13~14日间经水又告崩决。

症状：经水连绵40日，近日暴崩，头眩目花，腰酸心荡，精疲力乏，并伴有腹痛，面色晄白，脉象弦数，舌苔薄黄。以经期行房，恶血内阻，淤滞不去，新血不能归经，以致崩漏不止。

治疗经过：急则治其标，首以缓补气血，挽阳固气为主。处方：党参、白术、陈皮、白芍、熟地、巴戟肉、仙桃草、地榆炭、蒲黄炭、十灰丸。服2剂后，流血已少，仍有腹痛心荡等症。乃用养血祛瘀法，药用蒲黄炭、归身炭、炒莲房、熟军炭、震灵丹、女贞子、仙鹤草、平地木等加减。至2月20日崩漏已停，至3月间，曾有2次短期小量流血，经用养血补肾、健脾止涩药而恢复正常月经周期。

远期疗效：经观察13个月以上，月经正常，已恢复工作。

2. 肝肾虚亏型

陆某，38 岁，已婚，教员。门诊号：59832。1959 年 1 月 7 日初诊。

月经史：13 岁初潮，周期：未婚前准期，29 岁结婚后经期超前。经行日期：3 日。未生育。

主诉：患者于 1957 年因操劳过度，经水淋漓不止，严重时经来如冲，量极多，色带粉红，质如清水，头眩目花，嗜睡乏力，面目浮肿。经某医院妇科检查，诊断为功能性子宫出血症，曾施行激素治疗无显效。

症状：最近 4 个月来淋漓不止，已无月经周期，头晕腰酸，眼前常发黑，面色萎黄，兼有虚浮，唇淡无华，脉象细软，舌苔薄白。证属久崩久漏，肝肾均亏，固摄无权，故经水淋漓不止。

治疗过程：肝血虚亏，肾气不固，非峻补不能获效。治用固气汤加阿胶、牛角腮、乌贼骨、炒贯众等，以血肉有情之品，填补肝肾，兼顾奇经，堵塞其流。治疗多次后，淋漓已停，出现月经周期。

远期疗效：自调治后，月经准期 1 年。1960 年 7 月起，月经又逐渐超前，量亦较多，但截至 1963 年 4 月底止，未有血崩及淋漓过长征象发生。

3. 阴虚火旺型

胡某，34 岁，已婚。门诊号：26410。1959 年 7 月初诊。

月经史：17 岁初潮。周期：超早，经行日期较长。严重痛经史。未生育。

主诉：素有痛经，于 20 岁时即有月经淋漓不止现象。10 余年来，经常经水超前半月，而又淋漓半月，经南京某医院妇科检查，诊断为功能性子宫出血症。1959 年 6 月 15 日在该院施行刮宫手术，刮宫后经水仍淋漓不止，较前更甚，来时有黄带。由于流血过多，医院曾建议切除手术，患者不愿，乃来沪就医。

症状：崩漏10余年。刮宫后流血20余日持续未停，头眩心荡，内热口燥，腰酸腹痛，身体虚浮，面色萎黄，脉象芤而数，舌苔黄腻。

治疗经过：以壮水制火法，用奇效四物汤去川芎加青蒿、黄柏、蒲黄、熟军炭、党参等。服4剂后，经漓已停，而黄带连绵，乃用健脾束带法。服后带下减少，后经调理1年，经水已趋正常。

远期疗效：痛经已减轻，月经已准期。

（六）几点体会

根据《济阴纲目》眉批中谈及治崩漏要法："愚谓止涩之中，须寓清凉，而清凉之中，又须破瘀解结。"此项见识，诚由实际经验而来。而清凉祛瘀药中，以熟军炭、蒲黄炭、震灵丹、益母草、参三七是常用药。其中尤以熟军炭的疗效最良，用量为0.3～3克，有清热凉血、祛瘀引滞的功用，能推陈致新，引血归经，而并无腹痛便泻的副作用。张璐的《张氏医通》中，其止血所用的十灰散，即以熟军炭为君，极有卓见。即使一般崩漏日久而身体虚弱，如尚有余热残邪未清，用补养止血药，每不能奏效，若能于补涩药中加上药一味，每能应用而止。其次，震灵丹亦为朱老常用之药，如有瘀残留而腹痛者，此药必用。《济阴纲目》眉批中谓"震灵丹能止能行"，信然。

久崩久漏，身体必然虚亏，选用止血而兼强壮功用的药品，也是当务之急。朱老常以仙鹤草与仙桃草同用，奏效颇确。但如肝肾虚损，八脉空虚，单用草木矿石药，效力缓慢，此时宜用血肉有情厚味胶质之品，进行填补。如以阿胶、龟甲胶、牛角腮等为主，加其他补养止血药，于冬令进服，每能使连绵多年经久不愈的患者，获得疗效。

带下病

带下是一种症状，就中医理论来讲，属于带脉的疾病。《妇人良方》说:“人有带脉横于腰间，如束带状，病生于此故名带。”傅青主谓之“带脉不固”。《河间六书》说:“带脉起于季肋，章门如束带状。”由于湿热遗留带脉之间，所以粘腻液体如带之绵绵不断，皆因带脉为病，所以称做带下。

归纳带病的原因，不离虚实两述。王孟英说:“湿热下注为实，精液不守为虚。”而总以脾肾二经为主，脾肾虚衰不能化谷为精血，脾湿上泛为痰，下溢为带。脾阳虚衰，带下色白；湿热下注，带下色黄；相火内盛，带下色赤。故白带属气属虚，黄带属湿属热，赤带乃热之甚者。此为其大概。治疗法则亦不出实则泻之、虚则补之二种。

（一）白带

原因：脾虚湿盛，或肾气虚损。

症状：带下色白，消化不良，面无华色，舌白腻，大便易溏，四肢清冷，头眩目花。

治疗：脾虚者，健脾补气；肾虚者，固肾束带。

治验：白带以虚者为多数，今介绍两类病例。前者是脾肾虚亏，治以补气、温肾、健脾。后者是脾气虚弱，治以补中气而健脾。二者均加固肾束带之药，都获得了很好的疗效。

1. 脾虚气亏的白带

病例：诊号：45471。21岁，未婚。

症状：带下或黄或白，质稀如注，腰酸，小便频数，纳呆神疲，头眩目花，舌苔薄白，脉细而无力。

处方：白术　党参　黄芪　杜仲　桑寄生　菟丝子　金樱子　乌贼骨　椿根皮　芡莲须　4剂

疗效：愈。

2. 脾虚气弱的白带

病例：诊号：80383。19岁，未婚。

症状：平时消化不良，大便易溏，面浮肢肿，带下色白，绵延不断。

处方：党参　黄芪　白术　当归　白芍　山药　补骨脂　3剂

疗效：愈。

以上治疗经过证明治疗白带以补虚束带为原则，气虚：党参、黄芪；脾虚：白术、山药；肾虚：寄生、杜仲、菟丝子；束带：补骨脂、芡莲须、椿根皮、金樱子、乌贼骨等。

（二）黄带

病因：初起多属湿热，日久不愈属气虚证。

症状：湿热下注，带下色黄，质粘浓浊，气秽腥臭，少腹胀痛，大便艰难，小便短赤，舌苔黄腻。

治疗：实证清热利湿，虚证补虚清热。

治验：黄带初起多属实证，为湿热所致。妇检：以患宫颈炎者占多数。经服理湿清热药后带止而炎症消失。

1. 湿热气滞的黄带

病例：诊号：78608。30岁，未婚。

症状：带下色黄量多而浓浊，且有秽味，腹旁掣痛，舌苔黄腻，脉细弦。

处方：赤猪苓　泽泻　车前子　木通　萆薢　黄柏　川莲　延胡　木香

二诊：上服3剂，带下减少，秽轻，腹痛消失。

处方：赤猪苓　泽泻　车前子　木通　黄柏　牡蛎　莲须　椿根皮　焦山栀　6剂

疗效：愈。

2. 血亏有热的黄带

病例：诊号：63911。23岁，未婚。

症状：经期先后不一，量多成块，带下绵绵，色黄，舌薄质绛，脉象弦细。

处方：知柏八味丸。

疗效：经期正常，带下减少。

说明：黄带以湿热占多数，清热以黄柏为主。王孟英说："带下虽有虚寒、虚热、实热之分，而虚寒者较少。"故叶天士治带必以黄柏为佐，所以黄柏是带下的常用药，而更适用于黄带，如第一例初诊偏于热，所以黄柏、黄连并用，佐以化湿利气药。二诊稍瘥，黄柏佐以山栀，重加化湿、止涩，病乃愈。第二例是阴亏火旺，月经不调，所以将六味丸和知母、黄柏同用，补血调经而清相火，以治虚证夹有相火带下。

（三）赤带

病因：初起以湿热为多，日久耗损气血转为虚证。

症状：带下色红，似血非血，淋漓不断。

治疗：初起宜清热化湿，治用地榆膏（地榆一味熬膏），如累年积月成为虚证以补虚涩带为主。赤带是带中夹有血液，所以治疗赤带的止涩一般都采用止血药，地榆是治疗赤带的常用药，因此湿热重者，《女科指要》用地榆膏一味单刀直入，化湿清热，疗效很好，在这里所介绍2个病例的处方中占重要的地位。

病例1：一般性的赤带

诊号：20225。39岁，已婚。

症状：每逢月经期有赤带延绵，神疲乏力。

处方：当归炭　白芍炭　青蒿　仙鹤草　地榆炭　椿根皮　桑寄生　藕节炭　2剂

疗效：愈。

病例2：气虚肾亏的赤带

诊号：46679。20岁，未婚。

症状：经期先后不定，量多，色淡，腰痛，头眩，带多稀薄，疲劳后即来赤带，面色少华，血萎气浅，气虚不固。

处方：党参　白术　五味子　白芍　地榆炭　仙鹤草　川断　桑寄生　3剂

疗效：愈。

说明：从以上治验归纳，治疗赤带用止血药为地榆炭、藕节、阿胶、仙鹤草；固涩为乌贼骨、椿根皮；调经用当归、白芍；气虚加党参、白术；肾亏加五味子、桑寄生；养阴加生熟地、麦冬；清热加地骨皮、青蒿。

（四）白淫

病因：平时劳伤过度，多思善虑，情志抑郁，带下清如米泔水样，量多质稀。

治疗：一般用温壮和涩带剂，如脾虚血少用归脾汤益血健脾。

治验：白淫属虚证，一般以血亏脾虚者占多数，用补血健脾剂获得了很好的疗效。

病例：诊号：43933。22岁，已婚。

症状：产后虚弱，消化不良，脾虚多带，质稀而无气味，神疲头晕。

处方：香砂六君丸，归脾丸。

疗效：愈。

（五）带下外治法

带下或黄或赤，绵延不断，少腹酸痛，是湿热下注类型的白带，在带下病中占多数，在医院中检查均有子宫颈炎，我们用外治法效果很好。

处方：地榆　百部　川连　桔梗

用法：上药煎成浓汁，用纱布裹棉花团浸透药汁塞入阴道内连续数次。

作用：消炎，化湿，杀虫，排脓，收敛。

疗效：症状消失。

现举例如下：

病例1：诊号：52184。30岁，已婚。

症状：产后经带淋漓不断，有6个月之久，经某门诊部检查诊断为子宫颈炎，用外治法6次。

疗效：痊愈。

病例2：诊号：13720。27岁，已婚。

症状：带下如脓，阴痒少腹痛，经某门诊部检查诊断为子宫颈炎。冲洗服药无效，用外治法6次。

疗效：症状消失后，经某门诊部检查子宫颈炎已愈。

（六）阴痒

病因：湿热生虫。

症状：阴道瘙痒带多。阴痒带多症经医院检查多半为滴虫性阴道炎。该病临床上不少见，患者瘙痒难甚，坐立不安，精神委顿。

治疗以杀虫收敛剂熏洗阴部，使药力直达患部，奏效迅速，治验病例叙后。

病例1：诊号：535694。27岁，已婚。

症状：阴痒带多，经某门诊部检查诊断为滴虫性阴道炎，经冲洗无效。

处方：百部　川连　蛇床子　土槿皮　川椒　枯矾

上诸药浓煎熏洗12次。

疗效：症状消失后，由某门诊部检查化验滴虫2次均阴性反应。

病例2：诊号：46074。21岁，已婚。

症状：阴痒带多，历时数月。

处方：蛇床子　百部　土槿皮　川椒　枯矾

疗程：熏洗3次，痒止而虽带少未净，附服愈带丸140粒，带净止。

疗效：愈。

妊娠恶阻的临证经验

妊娠恶阻之轻者，一般不需服药，若症重至剧烈呕吐，许久不思饮食，甚至呕逆昏厥者，则必须服药治疗。

朱老治此症，常用焦白术、姜半夏、姜竹茹、橘皮、砂仁（后下）、淡黄芩、乌梅、左金丸等加减。如胃寒去芩加生姜、伏龙肝，胃热酌加姜川连、活水芦根，兼有呕吐加鲜生地、藕节炭以凉血止血，颇效。

服用上方之前，可先饮生姜汁数滴，或先用生姜和薄粥汤煮滚饮用，再行服药。胃热象可食少许冷饮，后与少量药汁缓缓试服。若能下咽不吐，再将药汁分数次服下，即能获效。此为服药之法，用之得当，必能增加疗效。

此外尚有一类严重的恶阻患者，药入即吐，甚至见药闻味即吐，长期厌食，形体消瘦，面容憔悴，或卧床月余不起，每依注射维生素、葡萄糖度日。对于这类患者，朱南山老中医师曾传香芹蒸气一法，法用鲜芫荽（俗名香菜）1把，加苏叶、藿香各3克，陈皮、砂仁各6克，煮沸后倾入大壶内，对准患者鼻孔，令吸其气。此本芳香之气，得之能宽胸定逆，悦脾醒胃，病者顿觉舒适，其后即可试服少许易于消化的食物，往往便能纳受，不再呕恶。

妇科病治疗应掌握时机

中医学治疗疾病，是非常重视掌握时机的，例如治疟《素问·刺疟》就说："凡治疟先发，如食顷，乃可以治，过之则失时也。"治疟如此，治妇科病也不例外。以痛经为例，根据各种病因类型，治疗的时期也有所不同。

一个气郁型的痛经者，在月经前3天，已经感到乳胀胁满，患者自觉这种现象尚可忍耐，拖延未来诊治，直到月经来时，小腹疼痛难忍，乃来就诊。在这时候吃药，往往当时痛感虽可减轻，但下个月痛经仍然发作，这就是未曾在适当时机医治的缘故。如果在行经前几天有乳胀、胸闷、小腹胀的时候服药，抓住这个时机，用疏肝理气药，如香附、郁金、当归、苏梗、延胡索、枳壳、橘叶、橘核、乌梅等，使肝气条达，气血运行恢复正常，不仅可以使行经期间痛感减轻，还可以使经水畅行，经期正常。然后下次经期再服药，经过几个疗程，疾病也就痊愈。

血瘀性的痛经，应在行经初期，经水涩滞不畅，腹痛而夹有瘀块时，服用活血调经药，如焦山楂、枳壳、川芎、乳香、没药、青皮、归尾、桃仁等，使引起经行不畅而腹痛的主因——瘀滞得以化散，经水恢复畅流，腹痛可自然消失。

至于虚性痛经，不论是气虚或是血虚，甚至冲任虚弱都是由于身体虚弱而导致之腹痛，均适合于平时服药。气虚用参、芪、术、苓，血虚用归、地、芎等，冲任虚弱用紫河车、鹿角霜、巴戟天、仙灵脾等药，再略加苏梗、陈皮、木香、砂仁等行气醒脾为辅，使身体强壮。到行经期间不一定服药，痛经也会一次比一次减轻，逐步达到痊愈。

治疗痛经宜掌握时机，治疗其他的妇科病如不孕、子痫等也应如此。至于怎样掌握每一病种的适当治疗时机，是贵乎融会贯通，灵活运用，而又与积累临证经验分不开的。这也是一个重要的关键问题。

冲任探讨

冲任是奇经八脉中的两脉。冲是冲要的意思，脏腑经络的血都归于冲脉，是十二络的冲要，又是经络之海，所以又叫血海；任是担任或妊养的意思，任脉担任一身阴脉的妊养，又同妇女妊娠有关。两脉的功用和病变虽也与其他各科相关，但主要的作用还是在于妇科方面，特别是和妇女经、带、胎、产有直接的联系。

在我国，古代医籍上常认为冲任是妇科病诊治的纲领，如《妇人良方·博济方论第二》说："妇人病有三十六种，皆由冲任劳损而致。"清·徐灵胎《医学源流论》也说："冲任脉皆起于胞中，上循背里，为经脉之海，此皆血之所从生，而胎之所由系。明于冲任之故，则本原洞悉，而后其所生之病，千条万绪，可以知其所从起。”

冲任和心、肝、脾关系很密切，这是因为心生血，肝藏血，脾统血，而冲任是血海，任又是妊养阴脉的缘故，所以这些脏器的病，往往由经络传导到冲任方面。在经络方面，冲任又和足太阴、足阳明、足少阴、足厥阴等经相联系。所以理解冲任两脉的生理和病理，也必须首先明了它同以上诸经的关系。

（一）冲任和脾胃

冲为血海，任主胞胎，两者相辅相成，息息相关。冲主经水，经水源于血，而血又为脾胃所生化，故古人认为冲脉是阳明所隶，叶天士也主是说，如《临证指南医案》说：“冲任隶于阳明。”“凡经水之至，必由冲脉而始下，此脉胃经所管。”秦天一更总结叶氏理论说：“冲脉为月经之本也，然血气之化由于水谷，水谷盛则血气亦盛，水谷衰则血气亦衰，是水谷之海又在阳明。可见冲任之血，又总由阳明水谷所化，而阳明胃气，又为冲脉之本也。”阳明胃和太阴脾相表里，相互为用，都与血的生化有关。任主胞胎，胞胎的供养也必依靠脾胃，所以叶天士说：“夫冲任血海，皆属阳明主司。”

在经络方面讲，冲脉和足阳明胃“合于宗筋，会于气街”，同胃经络脉在腹部并行同上。至于任脉，有些腧穴是和脾胃两经相会合的：

任脉和脾经的会穴：中极、关元、下脘、膻中。

任脉和胃经的会穴：中脘、上脘、承浆。

胃经和任脉的会穴：承泣。

《妇人良方》说:“乳汁资于冲任，若妇人疾在冲任，乳少而色黄者，生子则怯弱而多疾。”李东垣在《兰室秘藏·经闭不行三论》篇中说:“妇人脾胃久虚……血海枯竭，病名曰血枯经绝。”可见脾胃和冲任的关系甚为密切。脾虚胃弱、纳食不佳，运化受阻，能引起冲任血虚，上见乳汁缺乏，下见月经闭止。

(二) 冲任和肝

冲任和肝的关系也很密切。肝藏血，冲脉又为血海，所以肝脏的机能旺衰也能够影响血海的盈亏。

肝喜条达，易于怫郁，肝瘀则气滞血瘀，能影响冲脉，导致胞宫的癥瘕。这同《难经·二十九难》“任之为病，其内苦结，男子为七疝，女子为瘕聚”所说相符合。

肝郁日久能化火。妊娠恶阻的原因，往往因肝经郁火夹冲脉而上逆，如唐容川《中西汇通医经精义》中说:“诸逆谓吐咳呛呕等，凡是冲脉气逆，头目咽喉胸中受病，均系心肝之火，挟冲脉上行也。”叶天士也说:“冲脉上冲，犯胃为呕。”

以经络方面言，冲任起于胞中，而玉户亦是足厥阴肝经所环络之所，所以关系很密；而任脉有些腧穴是和肝经相会的，例如：曲骨、中极、关元等。

(三) 冲任和肾

冲任和肾的关系最为密切，生理方面如《素问·上古天真论》说:“女子七岁肾气盛，齿更发长。二七而天癸至，任脉通，太冲脉盛，月事以时下，故有子。”《难经·三十六难》认为肾的功能是:“男子以藏精，女子以系胞。”清·钱国宾说:“经本于肾，旺于冲任二脉。”《女科经纶》说:“八脉属于肾。”都阐明两者间的密切关系。在经络方面，冲脉是“注足少阴肾经的大络”，在腹部又和胃经相并，挟脐旁而上，而且冲脉自己没有腧穴，大部分的腧穴是依附肾经的。至于任脉，是主胞胎，肾又是系胞，并且它也有些腧穴是和肾经相交会的：

冲脉依附胃经的腧穴：横骨、大赫、气穴、四满、中注、商曲、肓俞、石关、阴都、通谷、幽门。

任脉和肾经的会穴：中极、关元、阴交、膻中。

肾系胞，肾气虚弱往往影响冲任引起漏胞、小产等胎前病。肾气盛，然后冲任通盛，方能月经以时下；如果肾气亏损，先天不足，冲任两脉也能连带受到影响，发生室女到应有月经的年龄而经水不来和发育不足的疾病。

（四）冲任的病机

妇科疾病的产生，与冲任功能的失调有密切关系，但推究冲任病变的形成，可以分成两个部分：一是脏腑、气血和其他经络的病变，影响冲任的机能；一是各种致病的因素（三因）直接使冲任损伤转而影响脏腑、气血和其他经络而产生疾病。具体表现在下列几个方面：

1. 经　冲任受伤，月经不调（见《诸病源候论》）。

2. 带　任脉湿热，发为黄带（见《傅青主女科》）；冲任虚损，带下纯白（见《证治准绳》）。

3. 胎　肝火夹冲脉上逆，发为恶阻（见《中西汇通医经精义·下卷·诸病所属篇》）；冲任气虚，发为漏胞（见《诸病源候论》）。

4. 产　冲任损伤，致产后恶露不尽及暴崩（见

《妇人秘科》）；冲任有病，致乳汁不足（见《妇人大全良方》）。

5. 其他　冲脉为病，女子不孕（见李时珍《奇经八脉考·冲脉为病》，引王叔和《脉经》）；“任脉为病，……女子带下瘕聚”（见《素问·骨空论》）。

根据上面所述，可以看出：①凡是由于脏腑等病变影响冲任的，可以依照它所发生的症状进行诊断。例如漏胞一症，在它的前趋期有腰酸、胎动不安等征象时，属于肾虚的类型；如果后来漏红现象显著时，则是属于冲任固摄无权。②凡是由于三因直接影响冲任的，例如经期内行房引起的崩漏，刮宫后所引起的小腹痛和经水淋漓等，都是属于冲任损伤或虚弱的类型。

（五）药物归经

十二经均有归经的药物，而在冲任两脉的专治药物问题上，古代医家有以下三种主张：

1. 主张冲任没有专药者　例如清代柳宝诒在《柳选四家医案》里说：“古无专属奇经之病，亦无专入奇经之药。考《内经》、八脉行度及前贤议论，均谓十二经气血有余，则溢入奇经，有病者亦必日久病深，由正经而侵入之，然则用药治病，自当仍以正经为主。”

2. 主张冲脉有专药者　例如清代徐灵胎在《临证指南医案》的译语中说：“奇经者乃十二经之溢出者也，十二经能统之。惟冲脉为血海，女子及带之事，全赖乎此。”

3. 主张奇经八脉有专治法者　叶天士在《临证指南医案》中，记载了许多运用奇经杂说治疗妇科疾病的经验。他对于八脉亏损所用的药和方剂，也不同于一般补脾、补肝肾之剂。

在《神农本草经》等古典医籍中，没有药物归经的记载。唐代以后，医家不断地从临床实践中积累了许多宝贵的经验，从而逐渐总结出了十二经归经的药物。关于冲任归经的药物，在本草书籍中同十二经络一样，也有所记载。如元代王好古在《汤液本草》吴萸条下说:“冲脉为病，逆气里急，宜此主之。”《本草纲目》巴戟天条载:“补血海。”《得配本草》更附有:“鹿茸入冲、任、督三脉，大能补血，非无情之草木所可比也”。又如《傅青主女科》有“用巴戟、白果以通任脉”等论述。

治冲任病不仅有归经药，还有专方。在《济阴纲目》治妇人病方中注明治冲任病的有：四物汤、茸附汤、断下汤、伏龙肝散、神仙聚宝丹、调生丸、秦桂丸、南岳魏妇人济阴丹、内补丸、大圣泽兰散等诸方。喻嘉言《寓意草》中记杨氏长女经闭的治验，是用龙荟丸，说是能“以敛其血入内而下通于冲脉，则热退经行”。王孟英更有温养奇经方（《王氏医案译注·卷九》赵案注：龟甲、鹿角霜、归、苓、杞、甘、芍、乌贼、苁蓉、蒲桃）。此外，众所周知，龟鹿二仙胶是冲任双补的著名方剂。

根据朱老初步归纳，冲任的归经药有以下几种：

入冲脉药

补冲脉之气：吴茱萸（《本草纲目》引王好古言），巴戟天（《本草纲目》），枸杞子、甘草、鹿衔（《得配本草》），鹿茸（《女科要旨》），紫河车、苁蓉、紫石英、杜仲（《临证指南医案》）。

补冲脉之血：当归、鳖甲、丹参、川芎（《得配本草》）。

降冲脉之逆：木香、槟榔（《得配本草》）。

固冲脉：山药、莲子（《傅青主女科》）。

入任脉药

补任脉之气：鹿茸（《女科要旨》）、覆盆子（《临证指南医案》）、紫河车（《杏轩医案·辑录》）。

补任脉之血：龟甲、丹参（《得配本草》）。

固任脉：白果（《傅青主女科》）。

（六）补冲任药和激素的关系

冲任起于胞中，对女子胞的功能具有重要的作用。补冲任的药具有调节月经、助长胞宫发育以及恢复正常性生活的功效。其所以有这种作用，据最近研究，一部分可能是与它所含的激素有关。

据文献记载：动物药如鹿茸含有少量的女性卵泡激素（《中药志》第四集131页），紫河车含有性腺激素、卵巢激素和黄体激素等（《中药志》）；植物药如覆盆子经求偶素含量测定证明含雌素酮、雌二醇、雌三醇等激素（1961年《上海市医药联合年会论文汇编·妇产科》第7页）。

朱老在参加治疗经闭的过程中，发现有一部分肾亏、冲任虚弱的病人，在未服药前病人宫颈粘液涂片观察求偶素和黄体酮的水平，见涂片中除少数上皮细胞外未见有羊齿状结晶；服用补冲任的鹿角霜、紫河车、巴戟、当归等后，涂片渐渐出现羊齿状结晶，证明补冲任药似有恢复和增加性腺激素的功能。

现举例一则如下：

范某，28岁，已婚，教师。门诊号：27498。

患者自1960年下乡劳动后，经水来过一次，现已7个月未转，兼有头眩神疲，性欲减退，两乳平塌，带下腰酸，不耐烦劳等症状。妇科检查：宫小（约5.5厘米×3厘米×2厘米）。宫颈粘液涂片观察求偶素和黄体酮水平，每3日1次，连续5次，宫液少且厚，每次涂片中除少数上皮细胞外未见羊齿状结晶和出现。诊断为冲任虚弱。用药为：

当归丸6粒（吞） 丹参9克 巴戟天9克 鹿角霜6克 仙灵脾9克 紫石英9克 益母草9克 紫河车3克（研粉冲服）

以上方加减连服9剂，在服药期间，宫颈粘液涂片检查，发现逐渐出现羊齿状结晶。该病例后用中西医综合快速疗法而恢复月经。

从补冲任药和性腺激素的关系，可以证明古人认为冲任主血海和胞胎的理论是有其根据的。同时，这些发现也可以作为研究冲任作用的新开端。

带脉探讨

带脉在所有的经络中，有它特殊的循行途径。一般的经络都是上下周流的，惟有带脉是绕身一圈，象箍桶的圆环一样，是和其他的经络不同。所以《难经·第二十八难》里说："带脉者起于季胁，回身一周。"李时珍（《奇经八脉考·带脉》）说："带脉者，起于季胁足厥阴之章门穴，同足少阳循带脉穴，围身一周，如束带然，又与足少阳会于五枢、维道，凡八穴。"由于它的经络是围身一周，所有直行的经络都要经过它的经道、受它的约束，因此带脉是能总束诸脉，尤其是腰以下的，是受它的提系才能维持正常的位置。

在十二经络中，带脉同肝胆的关系很密，因为带脉的穴位中，章门穴是属肝经，而带脉穴又隶胆经，所以情绪抑郁，肝胆不舒，积久化热，湿热乃滞留于带脉，便能引起带下等疾患。此外，带脉是络腰而过，腰部是足少阴肾经所属，腰为肾之府，带脉又和肾相关联，倘若带下日久，滑泄无度，终可延及肾脏。这也证明两者之间的联系。

带脉是总束腰以下的诸脉，下焦是奇经汇集的所在，带脉在奇经中的重要性就可想而知了。其间，冲任督是发源于小腹部，张子和说："冲任督三脉同起而异行，一源而三岐，皆络带脉"(《儒门事亲·证妇人带下赤白错分寒热章》)，说明带脉和冲任督三脉有不可分割的关系。

男女都有带脉，所以带脉病不仅限于妇人，但妇科病多发生腰带以下，因此妇科医生又名"带下医"(《史记·扁鹊仓公传》)，证明带脉在妇科的生理和病理上都占重要的地位。

带脉如果受损，它的提系功能便遭受影响，于是产生了下陷的症状——"腹满，腰溶溶若坐水中"(《难经·第二十九难》)。这种现象，说明带脉不固，能使中气不运，所以有腹部胀满，腰部弛散无力，象坐在水中的样子；相应地可以理解是有软弱而有下垂的感觉。

笔者归纳历来文献有关带脉的论述，并结合个人临证所得，认为带脉的病理机制主要是由于带脉的弛缓，产生各种下陷的症状。这些症状可以分为两大类，一类是带脉虚弱，提系乏力。例如带脉虚惫后，任脉也受影响，任主胞胎，于是胎元不固，能导致胎漏；又如带脉弛缓后，小腹内的部分脏器也因而下陷，如肠下垂成为癞疝，胞宫下垂成为子宫脱垂等；此外，如带脉失去约束阳明经脉的能力，宗筋弛纵，会形成足部痿弱不用的症状。另一类是痰、湿、寒、热等各种致病因素影响带脉，以致它的约束能力减退，导致带下的疾患。所以带下病虽有以颜色、气味、清浊来辨证定名，但都属于带脉的病变，这是肯定的。

明了带脉在生理和病理上的关系，在临证治疗时，能起到一定的指导作用。

（一）带脉在临床上的具体应用

1. 漏胞　带脉主腰以下疾患，约束督、任、冲诸脉，和生育很有关系。《奇经八脉考·气口九道脉篇》曾说带脉病变“令人无子”。带脉有病，不仅难于生育，即或受孕，胞胎亦不牢靠，每致引起漏胞早产。例如《傅青主女科》说：“带脉者，所以约束胞胎之系也，带脉无力，则难以提系，必然胎胞不固，故曰带弱则胎易坠，带伤则胎不牢。”

至于损伤带脉的原因，有因跌仆闪挫，有因纵欲，也有因先天不足，肾气虚弱，带脉失调。治疗这种漏胎，应以固带脉、补肾气为主，笔者运用这种法则，临床颇获效验。下面是一则验案：

邵某，女，24岁，已婚，教员。门诊号：39714，初诊日期：1955年10月4日。患者新婚五月，怀孕已2个月，头眩目花，肢软神疲，腰部酸楚，小腹有下坠感，小便频数，漏红已数日，淋漓不净，此乃带脉提系失调，肾气不固，属漏胎症，治宜固带脉益肾气法，药用：太子参、黄芪、黄芩、白术、白芍、川断、杜仲、生地、炒归身、南瓜蒂、苎麻根等为主。服6剂后，漏红已止，小腹下垂感、腰酸均消失，在1956年5月间平安生产。

按：归身、黄芪、白芍、续断等品，根据《奇经药考》(《得配本草》附录)所记述，都是入带脉的药，能使带脉恢复正常的提系能力，所以临证应用能固带脉安胞胎。

又有滑胎证，近代称为习惯性流产，孕妇每至妊娠月间，引起漏胎，接连数次，乃带脉不固、肾气虚弱所引起，所以即使没有跌仆等外来因素，也能突然漏红胎堕，而且堕后每易得胎，到相同月份又复胎堕。治疗这种病，最好能在滑胎后避孕年余，并在这期间，用菟丝子、覆盆子、杜仲、续断、黄芪、白术、芍药等巩固带脉，调补肾气，候带脉和胞宫机能恢复正常后再行得胎，则胎元结实，就可以预防滑胎了。

2. 肾著和足痿　肾著症属带脉病(《奇经八脉考》列入“带脉为病”的一章)，带脉气分不足，弛缓下垂，肾经也受影响，于是产生了肾著的现象。

本症首先记载于《金匮要略》:“肾著之病，其人身体重，腰中冷，如坐水中，形如水状，反不渴，小便自利，饮食如故，病属下焦，身劳汗出，衣里冷湿，久久得之，腰以下冷痛，腰重如带五千钱，甘姜苓术汤主之。”

肾著症有人认为是“偻麻质斯性腰神经痛”，笔者认为并不最妥当，从病机和临证所见，似和肾下垂的征象非常相近。这种病主要是由于中气不运，带脉弛缓，所以腰部有“如带五千钱”那样重垂的感觉，此外，患者腰部常有酸楚不适的现象，躺着较好，站立和劳动时，酸重并作或有疼痛感。

甘姜苓术汤(甘草、干姜、白术、茯苓)又名肾著汤，以温中气固带脉为主。中气足，带脉固，肾脏不致下垂，所以它是属于带脉之方。

足痿症首见于《素问·痿论》，是由于带脉不固，不能约束阳明经脉，于是宗筋弛纵所致，也可以用上方治疗。《金匮今释·卷四》曾载日本汉医有以甘姜苓术汤治疗足痿的验案。因本方能固带脉温脾胃，但其着眼点则在温固带脉。

3. 㿗疝　㿗即颓，是下坠的意思，疝是阴肿的解释。㿗疝一般指肠子下坠而形成阴囊肿大，在《素问·至真要大论》即有“丈夫㿗疝”的论述。

㿗疝属带脉病，又同厥阴肝经相关，带脉和肝经连系颇密，章门穴就是两者的交会穴。带脉是约束下焦的经络，中气虚弱，带脉松弛，于是在男子方面，肠的一部分陷下而至阴囊中（阴囊属阴器，是厥阴肝经所循），成为㿗疝。

金代张子和在《儒门事亲》中论疝颇详。他所说的七疝中，气疝也就是小儿㿗疝（小儿亦有此病，俗名偏气）、狐疝是㿗疝的轻症（卧则入少腹，行立则出少腹入囊中），㿗疝则为重症（阴囊肿缒，如升如斗）。实则三者都属民间所说的“小肠气症”，治法也相同，如中气虚弱，带脉不固，都可用补中益气汤治疗，例如：

清代曹仁伯《继志堂医案》:“狐疝，卧则入腹，立即出也，补中益气汤另金匮肾气丸合小安肾丸（香附、川乌、茴香、椒目、川楝、熟地）。”

清代王旭高《环溪草堂医案》:“……大凡治疝，不越辛温苦泄，然劳碌气陷者，苦泄则气益陷，当先举其陷下之气，稍佐辛温，是亦标本兼治之法，补中益气汤加茯苓、茴香、延胡、全蝎、木香。”

补中益气汤治气陷的疝气，属正治之法。本方首订者李东垣即认为本方可治带脉的疾患，他说："补中益气汤……必加升麻、柴胡以行之，引黄芪、甘草甘温之气味上升，能补卫气之散解而实其表也，又缓带脉之缩急（按：应为升带脉之弛陷），二味苦平，味之薄者，阴中之阳，引清气上升也"（《内外伤辨惑论·饮食劳倦论》）。

上方中之升麻、黄芪、人参、当归都能补中气、固带脉，使陷下者上升，弛缓者恢复正常。笔者治疝气，凡属劳倦而致者，用该汤加荔核、茴香、枳壳、木香，服数剂后每能应手，而奏效之理由即在升提兼温补的功效。

女子亦有患㿗疝的，《素问·脉解》："厥阴所谓㿗疝，妇人少腹肿者。"与近世子宫脱垂症相似，它又名阴㿗，㿗葫芦、阴茄、茄子疾等，都以形似而定名的。这种病也是带脉不固、中气虚弱所致，而劳伤每为其诱发原因，所以病因与男子的相似，故治法的原则也相同。下面就是笔者用补中益气汤加减治愈妇女㿗疝的验案：

毛某，女，35岁，已婚，门诊号：32886。初诊日期：1960年6月23日。患者生4胎，现存3孩，幼孩已夭，因产后操劳过早，以致子宫脱出阴道外，起立则坠，卧则缩入，腰酸头眩，胃纳不佳，脉象虚软，舌苔薄白。治疗采用补中气升带脉法，处方用补中益气汤加丹参、枳壳、杜仲、续断。服4剂后，子宫不再下垂而痊愈。

4. 带下　带下属带脉为病，这是历来医书上公认的。如《傅青主女科》说："夫带下俱是湿症，而以带名者，因带脉不能约束，而有此病，故以名之。"

历来医案中也很多叙述因带脉损伤而引起带下，治法是依据病因而定。例如蒋宝素对痰火互扰，影响带脉而引起的赤白带，采用化痰清热法，用药是赤石脂、禹余粮、海石粉、制半夏、制南星、炒黄柏、制苍术、椿根皮、赤白葵花、川黄连、赤芍药（《问斋医案·卷五》）；对于带脉不固、肝肾虚弱引起带下如注，采用补养固带脉法，用药是大熟地、人参、椿根白皮、生甘草、甜桔梗、济水阿胶、当归身、酸枣仁、柏子仁（《问斋医案·卷三》）。吴鞠通对带脉寒湿下注引起的带下，采用温燥法，用药是艾叶炭、苡仁、车前子、小茴香、萆薢、通草、姜半夏、全当归、益母草、大腹皮、炮姜（《吴鞠通医案》）。叶天士对冲任督带交病引起的经漏成带、久带精枯症，采用填补法，用药是：乌鲗骨鲍鱼汁丸（《临证医案指南》）。

治疗带下与治疗泄泻不同，不论病的新久或带下颜色质味的不同，都宜截止而不宜任其下注，所以椿根皮、白槿花、鸡冠花、乌鲗骨等成为治带的常用药，因其能固托带脉，止其下陷。初起属湿热者配以苍术、苡仁、黄芩、黄柏，秽臭者配以土茯苓、墓头回，久带寒湿者配以艾炭、茴香，阳虚者配以鹿角霜、白蔹，精枯者配以阿胶、鲍鱼汁。中气虚弱者补中益气汤也可引用。

此外，尚有一种透明带，历代医书少有记述，在临证时每多发现。症状是患者带下粘液，形状如丝，短至一寸，长至尺余，无色透明，有韧性，可以拉长而不折断，并常伴有小腹冷痛，腰酸肢软，脉象虚细。这是肾气亏弱，冲任虚寒，带脉不固所引起的，患者每多不孕。治疗用金匮肾气丸加狗脊、菟丝子、金樱子、五味子颇验。

另一种透明带，常发生于妇女产后，也是带下细长如丝，质韧可以拉长，但小腹并无冷痛感，兼有头目眩晕，精力疲乏，时思睡眠，心悸烦恼，两颧红赤，脉象细数，倘能仔细询问，大多伴有梦交现象。这是肾阴虚亏而君相火旺，带脉不固所导致。治法与前者不同，宜补阴潜阳兼固带脉。笔者常用知柏八味丸加莲薏、芡实、龙骨、牡蛎。

（二）带脉药考

带脉的引经药，《得配本草》附录《奇经药考》及《杂病源流犀烛·带脉病源流篇》等，都有记载。笔者归纳先贤的经验，补充一己之得，将带脉药分类如下：

1. 升提带脉　升麻、五味子。

升麻，《奇经药考》认为能缓带脉之缩急。笔者认为以升提带脉的弛松为妥。凡癞疝、肾著等症都可应用，甚至带下崩中久陷者，用本品颇验，都取其升提之力。五味子为带脉药，《傅青主女科》宽带汤用五味子，谓："或疑方中用五味、白芍之酸收，不增带脉之急而反得带脉之宽，殊不可解。"他又解释："用五味之酸以生肾水，则肾能益带，似相碍而实相济也"（《傅青主女科·少腹急迫不孕》）。笔者不能同意他的论点，因为五味子的性能，正如李东垣所说："补气不足，升也，酸以收逆气"（《本草纲目》五味子条所引），盖味酸能收敛带脉，补气则巩固它提系的功能而奏升提之效。

2. 固托带脉　龙骨、牡蛎、乌贼骨、椿根皮。

《奇经药考》认为"龙骨治带脉为病"，盖带下久陷，非固托不能奏效。除龙骨外，尚有牡蛎、乌贼骨、樗白皮都有固托带脉的功效，带下日久，上列诸品均可选用。

3. 止带脉之疼痛　白芍、甘草。

《奇经药考》认为“白芍治带下腹痛”，又说:“甘草缓带脉之急。”凡是带脉失调而发生疼痛现象，芍药、甘草二者并用，有协同安抚带脉，而收止痛之效。

4. 温带脉之寒　艾叶、干姜。

《奇经药考》认为艾叶能温下焦，暖胞宫，所以能祛带脉之寒。干姜辛热散寒，带脉受寒，则机能减退，弛垂而酸痛；用热药温暖，寒去而机能恢复，所以甘姜苓术汤中用本品，其理即在于此。

5. 清带脉之湿热　黄芩、黄柏、白芷炭、车前子。

《杂病源流犀烛·带脉病源流篇》认为黄芩亦为治带脉病要药，凡带脉有湿热滞留，黄芩之外可加黄柏。如果形体虚胖，湿重而兼阴部痛痒并有浮肿的，可加白芷炭、车前子，以增燥湿之力，尤其白芷，《神农本草经》已述其治带下之效，近人更认为是治湿热带下的引经药（《中药学讲义》）。

6. 补带脉之阴　当归、熟地。

叶天士治奇经之法，以当归为治带脉病主药，“带脉为病，用当归以为宣补”(《临证医案指南》龚商年按语)。带脉阴虚营亏，当归之外，可加熟地，效力更为显著。

以上入奇经药品，仅列举其主要者以供参考，疏漏之处，在所难免，尚希同道不吝指教为感。

阳维阴维探讨

阳维阴维是奇经八脉里的两脉，所说的“维”含有纲维的意义。阳维维于阳，阴维维于阴，分别连系着阴阳两组的经脉而相互维络，以维持着机体的平衡和协调。

近人对维脉有不同的解释。章太炎认为："阳维阴维皆是膝中筋腱"（《章太炎医论》）。刘柏楷认为："阳维阴维即人体内的甲状腺"（前《新中国医学院院刊》第1期第109页）。陈宴春认为："阳维即交感神经，阴维即副交感神经"（《江苏中医》1961年12月第3～8页）。这几家说法差异很大。据朱老体会，阳维阴维目前是无法用西医学名词概括的。然维脉不仅关系经络学说，并且在妇科临床上亦颇多应用，所以不揣谫陋，撰文阐明。

维脉在人身上的循行部位，如《难经·第二十八难》说："阳维起于诸阳会也，阴维起于诸阴交也。"阳维起于诸阳会，是指起于足外踝前下方的金门穴，上沿腿外侧，上胁肋至肩胛循行于耳后及头侧。与他经交会的腧穴是：足太阳膀胱经的金门；手太阳小肠经的臑腧；手少阳三焦经的天髎；足少阳胆经的阳交、日月、肩井、风池、脑空、承灵、正营、目窗、临泣、阳白、本神；督脉的风府、哑门。阴维起于诸阴交，是指起于足内踝之上的筑宾穴，上循腿内侧至腹胁前侧至咽部。与他经交会的腧穴是：足少阴肾经的筑宾；足太阴脾经的腹哀、大横、府舍；足厥阴肝经的期门；任脉的天突、廉泉。总而言之，阳维是和手足三阳经相连系而会合于督脉，阴维是和手足三阴经相连系而会合于任脉，阴阳相维，能维护身体健康。正如《难经·第二十九难》说："阴阳不能自相维，则怅然失志，溶溶不能自收持。"

古人又认为，阳维主表，上行于卫分；阴维主里，上行于营分。清代叶天士等诸家认为，维脉同属奇经，奇经汇集下焦，殊为深远邃幽，病久肝肾亏损，精血枯涸，奇经终仍受累而出现寒热疼痛证候，属维脉病。同时，妇科病多以小腹部病变为主，与奇经关系密切。其间，每多出现维脉的病症，所以深入了解维脉的功能，在临床上有指导治疗的意义。

（一）阳维在临床上的具体应用

《难经·第二十九难》说："阳维为病苦寒热。"所以寒热的病候是阳维脉病变的主症。阳维苦寒热的病变分类如下：

第一类是外感。太阳病卫虚自汗而兼有头项强痛，是太阳和阳维合病。《伤寒论·卷一》："太阳病，初服桂枝汤，反烦不解者，先刺风池、风府，却与桂枝汤则愈。"说明恶寒发热而自汗为卫虚。阳维主卫，如兼有头项强痛，而累及阳维经络，所以单服桂枝汤而病不解，必须先治阳维的经络（风池是阳维和足少阳的会穴，风府是阳维和督脉的会穴），阳维受制，再服桂枝汤也就痊愈。也有人认为，先寒后热的阳明证、寒热往来的少阳证、都归于阳维病中，是不甚妥当。应该在卫虚气弱的前提下苦寒热，才算属于阳维的范畴。因为阳维有病，阴阳维系失调，于是有"溶溶不能自收持"的虚弱现象，这和阳明、少阳证是不相符的；而久疟阳虚苦寒热，损及奇经，才是阳维病的一种。清代叶天士认为，久疟而阳虚卫弱苦寒热者为阳维病。现举《临证指南医案》治久疟为例："前仪劳伤阳气，当知内损邪陷之理，凡女人夫癸既绝之后，其阴经空乏，岂但营卫造编之寒热而已。故温脾胃及露姜（按：即露姜饮）

治中宫营虚。但畏寒不知热为牝疟，盖牝为阴，身体重著，亦是阴象，此辛甘理阳，鹿茸自督脉以煦提，非比姜、附但走气分之刚暴，驱邪益虚，却在营分。奇经曰：阳维脉为病，苦寒热也。鹿茸、鹿角霜、人参、当归、浔桂、茯苓、甘草。”吴鞠通亦谓久疟阳微，能损奇经，略举其治例如次：“孙，四十岁，少阴三疟，二年不愈，寒多热少，脉弦细，阳微损及八脉，与通补奇经丸（鹿角胶、鹿茸、沙蒺藜、肉苁蓉、小茴香、人参、补骨脂、川萆薢、当归、炙龟甲、乌贼骨、桑螵蛸、生牡蛎、杜仲炭、紫石英、枸杞子、益母膏）四两。”

第二类是内伤。李时珍认为，阳维为病如果“营卫惵卑而病寒热者，黄芪建中及八物汤之类主之”（《奇经八脉考·二维为病篇》）。说明阳维气弱，虚损不足而兼有寒热的，治疗从阳着手，扶阳建中而补虚损。阳维起于下焦，属奇经，会合于督脉，妇科病多属小腹部分，经带胎产又多与奇经有关。如虚损日久出现寒热者，大多与阳维有关，治疗也必须顾到这一病变。清代诸医家颇多注意及此，举例如下：

1. 经闭兼有寒热　叶天士《临证指南医案·卷九·朱案》谓：“经云阳维为病苦寒热。缘上年冰雪甚少，冬失其藏，春半潮湿，地气升泄，以肝肾血液久亏之质，春生力浅。八脉隶乎肝肾，一身纲维，八脉乏束固之司，阴弱内热，阳微外寒矣。膂脊常痛，经事愆期，血海渐涸，久延虚怯，情景已露，……今则入暮病剧，天晓安然，显是肝肾至阴损伤，八脉不为约束，故热无汗，至阴深远，古人谓阴病不得有汗也，当宗仲景甘药之例，勿取气辛助阳可矣。炙甘草、阿胶、细生地、生白芍、麦冬、牡蛎。”

2. 蓐劳兼有寒热　王旭高《环溪草堂医案》:“体气素亏，频年屡患咳嗽，今春产后悲伤，咳嗽复作，背寒内热，气逆痰多，脉虚数，大便溏，延今百日，病成蓐劳。按产后血舍空虚，八脉之气，先伤于下，加以悲哀伤肺，咳嗽剧发，震动冲脉之气上逆，经云:‘冲脉为病，逆气里急，阳维为病，苦寒热。’频进疏风清热，脾胃再伤，以致腹痛便溏，食减无味，斯皆见咳治咳之弊。越人谓上损及脾，下损及胃，俱属难治，故拟通补奇经，镇摄冲脉，复入扶脾理肺，未能免俗，聊复尔尔？熟地（砂仁炒炭）、当归（小茴香三分拌炒）、白芍（桂枝三分拌炒）、紫石英、牛膝（盐水炒）、茯苓、川贝。”

3. 产后腰膂刺痛血淋兼有寒热　《杏轩医案·辑录》:“鲍莳春部曹尊堂，血枯久伤奇经。产育多胎，冲任受亏，兼之自乳，阴血更耗，恙经年远，腰膂刺痛，转侧维艰，小便血淋，痛引少腹。揣摩其故，非特血气之伤，而且奇经亦损，故归、地养阴，参、芪益气，均无灵效。冲脉起于气街，任脉起于中极之下，淋痛诸候，必有所关，即寒热一端，亦阳维为病耳。病由血海空虚，损及奇经八脉，寻常药饵，谅难奏功，宗《内经》血枯，治以四乌鲗骨一藘茹丸。”

归纳古来医家见解，复根据临床所得，阳维病阳虚气弱，虚损而有寒热或自汗者，应效法黄芪建中汤意，以黄芪、桂枝、芍药、炙草、大枣、饴糖为要药，兼有血虚者，当归补血汤（黄芪、当归）可选用，兼督脉虚损可配鹿茸、鹿角霜，精枯血亏者配以阿胶、鲍鱼汁，颇能效应。

（二）阴维在临床上的具体应用

《难经·第二十九难》说："阴维为病苦心痛。"这是因为阴维维于阴而上行于营分，营又属血，心主血，所以阴维病变出现苦心痛的证候。王叔和加以补充："诊得阴维脉沉大而实者，苦胸中痛、胁下支满、心痛。""其脉如贯珠者，男子二胁实，腰中痛，女子阴中痛如有疮状。"按阴维在手足三阴脉中，与足太阴脾经、足少阴肾经、足厥阴肝经的连系较密。这三条经络是循环于胸脘胁腹之间的，和阴维能够相互影响。阴维病变，就出现心胸胁腹间的一切疼痛征象。

治疗阴维病苦心痛，张洁古以三阴温里药治之（兼太阴证用理中汤，兼少阴证用四逆汤，兼厥阴证用当归汤）。沈金鳌谓阴维病"心痛病来详洁古，理中四逆法堪寻"（《沈氏尊生书·诸脉主病》）。李时珍认为，洁古法适于治寒痛，"热痛兼少阴及任脉者金铃子散、延胡索散。兼厥阴者失笑散，兼太阴者承气汤主之"。并且认为"营血内伤兼夫任冲、手厥阴者，宜四物汤、养营汤、妙香散之类"（《奇经八脉考·二维为病篇》）。

朱老认为，阴维病的范围不应如上述那样广泛，重点应注意在阴维络于阴而上行于营的前提下，复参照两维失调的症状，凡属阴虚血亏而兼有疼痛的症状，方是阴维的病候。

现举朱老根据上述原则诊断和治疗的治验二则如下：

1. 胸闷胁痛腹痛骨节疼痛

刘某，已婚，34岁。门诊号：29536。于1960年1月7日初诊。

经产7胎，经期先后不定，近日时感头晕，胸闷，胁痛，腹痛，骨节疼痛，全身倦怠无力，舌质红苔薄黄，脉象细弦。证属血虚肝郁，脾土失调，阴维兼病。治拟养阴疏肝。用逍遥散加香附、郁金、川芎、熟地。服药6剂后，征象好转。

按：足厥阴肝经、足太阴脾经和阴维维系较密切，肝郁脾弱，复加阴虚血亏，成为肝脾和阴维合病，而有头晕，肢软无力，胁腹疼痛，甚至出现心痛证候，逍遥散为本症主方。柴胡疏肝解内热，当归、芍药养血止阴维疼痛，白术、甘草、茯苓扶脾益土。用于上症每能应效。

2. 阴中痛

张某，女，25岁，已婚。门诊号：27348号。于1959年8月28日初诊。

患者结婚6年，曾流产1次，未生育，月经常愆期，头晕，四肢无力，胸闷乳胀，阴中时疼痛（剧烈时有抽搐感），舌质红苔黄，脉象细弦。证属血虚肝燥，厥阴和阴维并病。治宜养血疏肝。四物汤加金铃子、香附、乌药、巴戟肉。先后服药10剂，胸闷乳胀、阴中抽搐均次第就愈。

按：上症俗名“吊阴病”，妇科病中颇多见。血虚肝郁而有疼痛现象，每为足厥阴、足少阴和阴维合病。因肝郁则气滞血阻，营阴又亏，所以阴内疼痛。如王叔和所谓阴维病“阴中痛如有疮状”。而阴中胞宫为肾所系，因此，又同足少阴有关，治用四物汤为主，酌加疏肝补肾之品，见效颇著。四物汤一般均以为调经补血药，殊不知其中当归、白芍、川芎均有入阴维而止疼痛的功用。

（三）维脉药考

《得配本草》附录《奇经药考》中，认为阳维主药有三：一曰黄芪“主阳维为病苦寒热”；二曰白芍“主阳维寒热”；三曰桂枝“走阳维”。

黄芪助阳补气，并能固表治卫虚自汗，所以是阳维病的要药。白芍也能止汗，并有解除潮热恶寒的功效。桂枝性辛甘而温，能通阳化气治卫虚自汗有寒热的。朱老常以桂枝芍药同用，治产后气血弱而兼自汗、盗汗，效如桴应。

上列三药，都是黄芪建中汤的主药，所以黄芪建中汤又是阳维病虚而有寒热的主方。

阴维主药，选以当归、川芎。当归养阴活血，能入阴维，兼有止痛功效。《金匮要略》当归生姜羊肉汤方，就用以治血虚腹痛，近代普遍用于治月经痛。川芎活血入阴维，兼有显著的止痛效验。

王旭高治虚损心痛，“阴维维于阴，营阴虚则心痛而舌红也”，重用当归（《环溪草堂医案·虚损门》）。蒋宝素《问斋医案》治维脉失调不孕：“阴不维阳，阳不维阴，卫失外护，营失中守，寒热往来七载，经候不能应月盈亏，是以未能孕育。”治选川芎、当归入阴维。

阴维血亏而疼痛，应以四物汤为主，因养血外兼有止心腹痛的功效。

阳跷阴跷探讨

阳跷和阴跷是奇经里的两脉。所说的“跷”字含两种意义：一是强盛的意思，阳跷是说阳气很盛，阴跷是说阴气很盛；一是跷捷的意思。阳跷主外侧，阴跷主内侧，互助地主持着机体的活动。如果跷脉有病便能出现运动失调的现象。跷脉的循行部位，都是起于足部而上行于身的左右。其间，阳跷脉是起于外足跟，沿足外踝上行，循胁肋上肩，过面颊上行入风池。《难经·二十八难》说："阳跷脉者，起于跟中，循外踝上行，入风池。"它是禀足太阳膀胱的脉气而别出，为足太阳之别。由于和足太阳的关系很密，所以病时常有"动苦腰背痛，身直"的症状。阴跷脉是起于足内踝前大骨下陷中，经内踝骨上部，循大腿内侧入小腹，上胸至缺盆循入人迎前面，到颧部，入目内眦，与足太阳、阳跷脉会合上行。《灵枢·脉度》说："跷脉者少阴之别，起于然谷之后，上内踝之上，直上循阴股，入阴。上循胸里，入缺盆。上出人迎之前，入頄，属目内眦，合于太阳、阳跷而上行。"它是禀足少阴肾经的脉气而别，为足少阴之别。由于与足少阴的联系很密，所以病时有"少腹痛、腰髋、阴中痛"等症状。

跷脉失调，发生的病理机制是："阴跷为病，阳缓而阴急；阳跷为病，阴缓而阳急"(《难经·二十九难》)。也就是说：阴跷为病，阴跷脉拘急而阳跷脉便相应地弛缓。反之阳跷有病或阳跷脉拘急而阴跷脉便相应地弛缓。这种症状，多表现在癫痫瘈疭的手足抽搐和足部内翻或外翻的现象上。

阳跷和阴跷两脉，上行会合于目内眦，所以有一些目疾是有关跷脉的病变。例如有种从内眦开始的目痛是属于阳跷病，而有一种目生青白翳的属于阴跷病。

两跷脉络又是分别主持着阴气和阳气的，而人类的睡眠现象与阴阳两气有关。《灵枢·寒热病》解释这种生理现象时说："阴跷阳跷，阴阳相交，阳入阴，阴出阳，交于目锐眦，阳气盛则瞋目，阴气盛则瞑目。"换一句话说，就是阳气盛则寤（醒），阴气盛则寐（睡）。临床上有阴虚的失眠症，又有阳虚的多寐症，都和跷脉的病变有关。所以治疗的方法，亦应该从奇经跷脉着手。

清代叶天士、吴鞠通等诸家，认为久病缠绵不愈，肝肾虚损，精神虚损，精血枯槁，延及邃幽的奇经、八脉均受影响，其中跷脉亦不例外。如《古今医案按·虚劳门》有“跷维失护”，《临证指南医案·产后门》有“跷维皆不用”、“阴阳维跷不用”等语，都是说明奇经损伤，跷脉属八脉之内，所以亦呈虚亏。其表现的症状，不外乎久病虚损而出现失眠或嗜卧、两脚痿软无力等现象，是属于兼损跷脉的病变。治疗也应该顾及跷脉方能中鹄。

（一）跷脉在临床上的具体应用

1. 目疾　阳跷和阴跷从内外足部上行而会于目内眦，所以有些目内眦的疾患同跷脉的病变有关，例如《素问·缪刺》说：“邪客于足阳跷之脉，令人目痛，从内眦始。”《灵枢·热病》说：“目中赤痛，从内眦始，取之阴跷。”在病理机制方面说来，凡是阳盛阴弱的属阳跷病，阴盛阳衰的属阴跷病。治法也是依据这种原则而区分的。

有一种从目内眦疼痛开始，逐渐演进到胬肉攀睛的严重证候的属于阳跷目疾，明·倪维德的《原机启微》说：“阳跷受邪者，内眦即赤，生脉如缕，缕根生于瘀肉，瘀肉生黄赤脂，脂横侵黑睛，渐蚀神水，此阳跷为病之次第也。”治疗是用泻阳救阴法，《原机启微》推荐还阴救苦汤（李东垣方：桔梗、连翘、红花、细辛、归尾、炙草、苍术、龙胆草、羌活、升麻、柴胡、防风、藁本、黄连、生地、黄柏、黄芩、知母、川芎）。其间以川芎为引经药，因阳跷脉上行入风池，风池是脑户，故以川芎治风入脑，配合生地、归尾以充盈阴分，并有升麻、连翘、知母、黄柏、龙胆草泻阳除邪，防风、羌活、藁本、清热止痛，红花以活络。

另一种目中生翳是属于阴跷病，如《东垣十书》中认为眦有青白翳是属于阴盛阳虚的病，李梴《医学入门》曾补充这种病的证候（“浑身手足麻木，九窍不利，两目紧急，青白翳见大眦，视物无力”）的治法是早服补阳汤（肉桂、知母、归身、生地、伏苓、独活、泽泻、陈皮、白芍、防风、黄芪、人参、白术、羌活、熟地、甘草、柴胡），临卧服滋阴肾气丸（石决明、羌活、独活、甘草、当归梢、五味子、防风、草决明、黄芩、黄连、黄柏、知母）。上列各方，值得参考。

2. 癫痫　癫痫的病因很多，但它发作的时间如昼作或夜作，及发作时所表现的症状如瘈或疭，是和跷脉的病变有关。

王叔和《脉经》里，对二跷的癫痫是用脉象来分别的。例如寸口脉“前部左右弹者，阳跷也。动苦腰背痛，癫痫，僵仆羊鸣”。口寸脉“后部左右弹者，阴跷也，动苦癫痫寒热”。后来，有以发作的时间来分，也有以症状来分，治法也有所不同。例如张洁古认为癫痫昼发者灸阳跷，夜发者灸阴跷。而沈金鳌《杂病源流犀烛》引嵩崖专治两跷的方法，分别治疗。昼作者为阳跷，宜升阳汤（莲节、麻黄、防风、苍术、炙草）。夜作者为阴跷，宜四物汤加柴胡、瓜蒌、半夏、南星、黄柏、知母、远志、枣仁、菖蒲。

按：升阳汤治阳跷痫症，是李东垣所订定的。《兰室秘藏》升阳汤条说："治阳跷痫疾，足太阳经寒，恐则气下行，宜升阳气。"至于阴跷痫症，则用养阴、涤痰、安神、开窍，兼清虚火的方法。《续名医类案·癫门》列跷脉的虚癫症，是以症状来分别的。阳跷：跌仆倒地，身软作声而痫，或筋缓而伸为瘲，治疗宜十补汤加益智仁。阴跷：语言颠倒，举止错误，筋急而缩为瘈，治疗宜六味丸加鹿角霜或用紫河车、当归、人参。

癫痫的辨证，有夹火、夹气、夹寒等分别，治法固应辨证而灵活使用。而清代诸家认为昼夜俱发及瘈瘲并见的，为二跷虚损，治法以补养为主。例如《续名医类案》："余治冯旭先病痫，昼夜俱发，外感全无，左右尺寸皆弹指，应作二跷俱损治之。用黄芪二钱、人参一钱、当归二钱、地黄二钱、紫河车四钱、益智仁一钱、白术一钱、山药一钱，服之而愈。"

至于跷脉虚损，肝风内动的癫痫，治用甘缓和阳，柔肝熄风法。叶天士有一则著名的医案，是用甘麦大枣汤加白芍、萸肉、白石英而奏效（俞震《古今医案按·卷六·癫狂门》）。

按：甘麦大枣汤为《金匮要略》治脏躁症的方剂，有甘缓和中、养心润燥之功，日本汉医亦每多用于治癫痫。朱老曾视一癫痫症，患者为年轻妇女，2个月来时常发作，发作时神志恍惚，身不由己，突然吵闹妄骂，甚至动武，或昏迷不醒，隔一时间，苏醒后如常。乃处甘麦大枣汤加芍药、茯神、石菖蒲、山萸、枣仁，服2剂，神志清醒，症已大瘥。证明形体征象俱虚的跷脉病变，用甘麦大枣汤能获得意外之效。

3. 失眠和多寐　跷脉的疾患，有表现在失眠或多寐方面。这两种病理机制，《灵枢·大惑论》里说得很详细，例如失眠是："卫气不得入于阴，常留于阳，留于阳则阳气满，阳气满则阳跷盛，不得入于阴则阴气虚，故目不瞑矣。"多寐是："卫气留于阴不得行于阳，留于阴则阴气盛，阴气盛则阴跷满，不得入于阳则阳气虚，故目闭也。"

治疗阳盛阴虚的失眠症，主要是兼有痰饮引起"胃不和则卧不安"(《素问·逆调论》)，所以《内经》里的半夏秫米汤（《灵枢·邪客》）是一张著名的适用方剂，能够去痰浊和胃气，调和阴阳。蒋宝素说："半夏秫米汤假道胃卫以入脾营而达阳跷之络"(《问斋医案》)。

用半夏秫米汤治疗胃不和的失眠症，历来医案颇多，现选叶天士的一则如后："陕西四十七，痰饮乃阴浊所化，以渐有形，阻碍阳气，不得入于阴，阴跷穴空，夜不熟寐，《灵枢经》用半夏秫米汤，谓通阴交阳，痰饮不聚也。……半夏加秫米汤"(《叶氏医案存真·卷上·不寐》)。

另有阴虚阳亢的失眠症，宜壮水为主，以制阳光。这一类病，在产后的妇女血虚火旺时，每多患之。朱老曾治疗沪上某医院女护士，产后 28 天，患失眠症，近已 5 昼夜不能安睡，心烦懊侬，痛苦万分，舌质红舌薄黄，脉象细数。证属产时流血过多，血亏阴亢，跷脉受损。治拟滋阴潜阳兼益奇经。药用当归、地黄、芍药、酸枣仁、柏子仁、茯神、紫贝齿，炙草等为主，服 6 剂后，渐能入睡。

至于阳气虚弱而形成的多寐症，临床上亦复多见，患者多头眩心荡，精神疲乏，终日欲睡，小溲清长甚至不禁，经水多愆期，脉虚弱，舌苔薄白。朱老常以黄芪人参汤（李东垣方：黄芪、升麻、党参、陈皮、麦冬、苍术、白术、黄柏、神曲、当归、炙草、五味子）治疗。其间以五味子为要药，因为五味子能助阳益气而提精神。孙思邈认为“夏月嗜睡无力，以五味子配黄芪、麦冬、人参少加黄柏，服后能使精神顿加，两足筋力涌出也。”

4. 足外翻和足内翻　跷脉起于足部，同时又主持两足的运动，所以张洁古说：“跷者捷疾也，二脉起于足，使人跷疾也。”说明跷脉正常，行动就轻捷灵活。

《难经·二十九难》所说：“阴跷为病，阳缓而阴急，阳跷为病，阴缓而阳急。”不仅说明了足部病变的机制，而且也是治疗这种病的法则。

由于步行过劳或是外伤等因素，影响了跷脉，使足部发生病变。阳跷脉受损，则它的经脉拘急，而阴跷脉则纵缓，于是形成走路时足背向外侧的外翻足（也就是钩足）。治疗就用针刺外侧阳跷脉的穴位，使减少拘急，同时用皮肤针（七星针）刺激内侧弛缓的阴跷脉。如果是阴跷脉损伤，足掌的外缘偏向内方，会形成内翻足（也就是马蹄足），治疗就用针刺内侧跷脉的穴位，减少拘急，同时用皮肤针刺激外侧弛缓的阳跷脉。经过几个疗程，常能使跷脉的病变恢复正常。

（二）跷脉药考

关于跷脉的药，历来医书叙述得比较少，在《得配本草》附录的《奇经药考》中，仅提出四味，一是防已“入阳跷”，一是肉桂“通阴跷”，另外是穿山甲、虎骨入阴阳两跷。

防已性味辛苦寒，能祛风止痛，清热渗湿。凡是湿热蕴留阳跷，以致下肢酸痛浮肿，行动不便，本品为要药。肉桂性味甘辛大热，凡是阴盛阳虚的病如目生青白翳等，用它入阴跷以“益火之元”。穿山甲通经活络，虎骨强筋益络，凡是跷脉虚弱、两足痿软，用这二味药可引经治疗。

此外，秫米是入跷脉的，《灵枢》半夏秫米汤中用它，就是因为它性味甘寒，能泻阳补阴，调和跷脉的失常。

朱老认为有两味药是可以列入跷脉的：一是五味子，一是酸枣仁。五味子治阳虚的多寐是有特殊的功能，同时还可以治跷脉病变的癫痫而带抑郁性者，如喃喃自语，终日忧虑，甚至时常昏厥的。酸枣仁治阴虚的失眠，在临睡前服用，如鼓应桴。

奇经八脉在妇科临证间的具体应用

奇经八脉，以小腹部位为盘踞之所，或为起点，或为交会枢纽。妇科又名带下医，亦以腰下部位为重点。所有经、带、胎、产诸疾，以小腹部为主要病变之处。两者区域既同，当有不可分割的关系。小腹属下焦，为足厥阴肝和足少阴肾的管辖地带，奇经汇集于此，与肝肾关系极为密切。所以吴鞠通谓：“盖八脉丽于肝肾，如树木之有本也。阴阳交，胎前产后，生生化化，全赖乎此”(《温病条辨·解产难》)。

古来医籍中，有关妇科的病机，颇多与奇经有关，如《素问·骨空论》称女子不孕系督脉为病，女子带下、瘕聚乃任脉为病。《诸病源候论》称月经不调为冲任受损，月水不通为冲任受寒，带下责之于任脉，漏下乃冲任虚损，妊娠漏胞为冲任失固等。如果妇科不究奇经，犹似隔靴搔痒，难以推敲病机，治疗亦难中鹄。正如李时珍所说："医不知此，罔探病机"（《奇经八脉考》）。徐灵胎亦认为必须钻研冲任，因"血之所从生，胎之所由系，明于冲任之故，则本源洞悉，而后其所生之病，千条万绪，可以知其所从起"（《医学源流论》）。

奇经八脉中，冲、任、督三脉都起于胞中。冲脉从中直上，乃血海，主经水，涵养精血，温濡表里。任脉行于身前，主胞胎生育。督脉行于背后，乃阳脉之都纲，维系人身之元气，与命门关系密切，同时亦主孕育。跷、维均起于足，汇集于腹。阴阳两跷和洽，则阴阳跷健而相交；阴阳两维正常，则阴阳之气相维。以上七脉皆会于带脉，带脉绕腰一周，总束诸脉，以维护各脉正常之功能，使不妄行。所以八脉虽各有循行部位，各有特殊功用，但仍为一不可分割之总体，互相联系，互相影响。

奇经病变，月经不调，多与冲任有关；瘕聚在少腹部位，病在任脉；背寒脊痛，下元虚冷以及不孕等均关系督脉；带下等症，乃带脉为病；跷脉失和，则失眠或嗜睡，甚至两腿痿躄；阴阳两维，不能维系，则病寒热，或苦心痛，以上均属奇经为病。但奇经八脉为一整体，病初则为局部经脉受累，如拖延日久，缠绵不愈，精血亏虚，终于八脉俱病。治疗非究奇经，难以获效。本篇乃试行阐明奇经病所涉机制，探讨其治疗特点，供参考。

（一）奇经实证

久病演进至奇经，身体必较虚弱，然其征象仍有属实邪者，乃为体虚病实。此类病症，系指久病瘕聚或产后体虚夹瘀而言。

久病瘕聚，按腹可能摸触结块，而有隐痛，形瘦潮热，崩漏或有带下，腿膝无力。病初原为冲任气滞，久则带、跷、维等均受牵累。至于产后，由于去血过多，八脉空虚。如夹有瘀滞，兼有头眩、腰酸、失眠、心悸、经带淋漓、腹痛而有寒热、两腿软弱或有麻木感。此时治疗，叶天士谓："奇脉之结实者，古人必用苦辛和芳香，以通脉络；其虚者，必辛甘温补，佐以流行脉络，务在气血调和，病必全愈"（《临证指南医案》）。

奇经气滞，乃经络中气分不能宣畅流通，以致形成积聚，治疗当从疏通经络着手。在临证间，朱老根据叶氏原则，加以灵活应用，以应付各种复杂病症，现略介绍如下：

1. 用辛苦芳香法以温通瘕聚　对于久病瘕聚，治疗必须参照病之新久、体之虚实、病之寒热。如由于奇经气滞而有虚寒现象者，宜辛苦芳香法以温通经络，用药以青囊丸（《韩氏医通》）。方中香附、乌药为主，酌加当归、川芎、郁金、枳壳、木香、乳香、茴香、没药、黄芪、桂枝等品，以疏通气滞，消散瘕聚。

病例：梁某，36 岁。患者结婚 6 年未孕，经水迟早不一，腰部膨胀如怀孕象，带下连绵，经来时腹痛腰酸，小腹有下垂感，两腿软弱无力，脉象细弦，舌苔薄腻，诊断为气滞瘕聚。妇科检查：未产式，宫颈肿大，宫口轻度发炎，宫体中后位，宫体特大似 2 个月怀孕状，兼有压痛。西医诊断为迁延性子宫扩大，需手术治疗。患者不愿，乃用辛苦芳香法温通奇经，腰酸时加狗脊、巴戟天，体虚时加黄芪、熟地。经 6 个月治疗，腰围缩小 1 寸，妇科检查子宫体已缩小，症状消失。

2. 气滞瘀结用食血虫类　奇经气滞而兼有瘀结者，药又进深一层，不仅要疏通气滞，且需化瘀消积，并须详察体质的虚实，以攻补兼施。轻则用桂枝茯苓丸、回生丹，重则用大黄䗪虫丸、抵当丸等；其间以行气药为佐。盖血瘀之蕴成莫不先由气滞启其端，利气药能帮助活血，除掌握剂量外，适当配合补肝肾填奇经药，如参、芪、归、地、狗脊、巴戟、苁蓉、仙灵脾等以扶正，常能获效。

病例：张某，32岁。产后3个月，腰痛不能俯仰，恶寒潮热，形瘦、胃呆、盗汗、肢软、小腹按之有小块硬结，脉象细弦，舌苔薄白。妇科检查：子宫有肌瘤。诊断为冲任癥结。治疗用温散和中，破血引瘀法，并适量吞服含有食血虫类的丸剂，攻补兼施，汤丸并用。历时40日，症状消失，检查子宫已无癥块。

3. 久病秽带用清润法　久病带下，气味秽臭，精涸形瘦，内热口燥，奇经虚损，而残余之湿热未清。此时治疗，宜用咸寒腥臭直达下焦法。以乌贼骨丸为主方，除鲍鱼、乌贼骨、茜草炭外，加入味浊之品，如鱼腥草、墓头回、败酱草等，直达病所。

（二）奇经虚证

奇经虚证，临诊较为多见，八脉亏损，非血肉有情之品峻补，难以挽回。治疗方法，依照病症之不同，分别使用丸、膏或汤剂。

1. 先天虚亏为主以河车回春丸　先天不足、肝肾虚亏，以致影响奇经，往往天癸匮乏，经水迟至。一般少女在13～14岁初潮，患者则迟至18～20岁始来。婚后性欲淡薄，小腹虚冷，腰酸肢楚，多年不孕，时或经闭，失眠或嗜睡，带下连绵，腿膝无力。此乃冲、任、督、带俱病外，跷、维也不为所用。治宜温养肝肾，填补奇经，予甘辛咸温之品；证属慢性，丸以缓治。宜河车回春丸（紫河车、鹿角霜、阿胶、龟甲胶、紫石英、附子、肉桂、当归、熟地、冬术、党参、山药、仙灵脾、巴戟天、制香附、丹参、狗脊、木香、杜仲、续断、茯苓、陈皮，研细，水泛为丸，每日早晚各服4.5克，温开水送下）。

病例：蔡某，34岁。患者18岁时月经初潮，婚后时常经水后期，将近3年未孕，性欲淡薄，小腹虚冷，腿膝无力，夜寐不安，经来时恶寒颇甚，脉象细软，舌苔薄白。妇科检查：外阴未产式，阴唇较肥大，子宫颈光滑，宫体前屈而较小，发育欠佳、活动、无压痛，两侧阴性。诊断为奇经虚损，发育欠佳不孕。用河车回春丸调治1个月，4个月后复诊，经水已54天未来。妇科检查：乳晕发黑、子宫较大、颈口呈蓝色，妊娠小便试验阳性，证明业已怀孕。

2. 崩漏连绵不断主以填补奇经膏　妇人以血为至室，藏于肝脏、蓄于血海，以温养脏腑，灌溉全身。崩漏、带下日久，血液枯涸，脂液荡尽，头晕目眩，腰酸肢楚，腿膝无力，形瘦面黄，失眠或嗜睡，精神委顿。当此精血衰倦之候，非草木药饵所能胜任；宜用血肉有情之物，补养奇经。厚味胶质，尤能摄血固带，取效确实。并宜于冬令进补奇经膏（阿胶、龟甲胶、鳖甲胶、霞天胶、金樱子膏、桑椹子膏、牛角腮、乌贼骨、党参、黄芪、熟地、制首乌、怀山药、制冬术、地榆炭、炙升麻、五味子、炒贯众、仙鹤草、仙桃草、菟丝子、覆盆子、狗脊、杜仲、续断、山萸肉、石莲肉、茯苓、陈皮、熟军炭，上药除膏、胶外，用清水先浸一宿，继以武火熬取三汁，然后加入膏、胶及冰糖，用文火收膏。每日早晚各服1茶匙，开水冲服）。以峻补之。

病例1：蒋某。经水超早，时常淋漓不止，头眩目花，面色萎黄，精力疲乏，腰酸，失眠，腿膝软弱无力，行走稍多，即感眼前乌黑，摇摇欲倒，带下连绵，脉象细软，舌质淡，少苔。诊断为久病崩带，奇经虚损。嘱于冬令服填补奇经膏1月余，崩带均愈，精神亦好转。

病例2：陆某，40余岁。患崩漏5年余，流血无度，头眩、目花、步行无力，时常眼黑昏厥，形骸枯槁，曾经刮宫2次，复用激素治疗，仍未见效。后于冬令进服含有厚味血肉有情胶质之膏滋药，症状始逐渐好转而愈。后经随访，彼盛称膏滋药效力之好，胜过汤药数倍。

3. 产后阴伤主以柔养　产后流血较多，阴分必伤，奇经首当其冲，常致虚弱难复。叶天士谓："产后下元阴分先伤，而奇经八脉皆丽于下，肝肾怯弱不固，八脉咸失职司。"吴鞠通亦云："产后当究奇经"（《温病条辨·解产难》）。

产后去血过多，复恶露连绵不止，胃纳不佳，每致头眩，目花，失眠，心悸，虚寒，虚热，腿膝无力，精力疲乏。证属脾胃虚弱，奇经虚损。治疗当以健脾益血，填补奇经法为主。用产后柔养方：紫河车、陈阿胶、茯神、远志、制首乌、沙苑蒺藜，淡苁蓉、细生地、女贞子、金樱子、焦白术、陈皮。

病例：李某，24岁。产后3月余，恶露连绵不断，形容消瘦，据述体重减轻10余斤，夜寐不安，纳呆不香，精神疲惫，乳汁缺乏，掌心灼热，腰酸肢楚，脉象细软，舌质淡，少苔。诊断为产后虚弱，奇经失司。治用上方加减，调理数次后，征象好转。

按：产后血虚，奇经亏损，叶氏每多引用鹿茸、鹿角霜。朱老临证经验，以紫河车疗效较好。紫河车甘咸温养，峻补营血，填补八脉，能制止恶露，安心宁神，培补下元衰惫，并能催乳，为产妇调补之妙品。盖本品为奇经所滋养，即用以治奇经之虚损。正如吴球谓："本其所自出，各从其类也"(《本草纲目》)。试观动物每多吃掉自己产出之胎盘，正用以填补自身产后之虚惫，乃合乎"以脏补脏"和"同气相求"之原则。朱老从事妇科40多年，经验所得，对产后滋补，推紫河车为上品，能用自身产出者更好。配以柔静温养之药，研末为丸，每日服用，功效确实，非他法所能比拟。

（三）奇经疗法的探讨

1. 辛香温散之通，治瘕聚滞结　下焦瘕聚，多由于奇经气滞开其端，经络迟滞，气和血密切相关，血亦瘀结，结块疼痛随之而起。治疗之法，气滞则用辛香温散行气之药，以疏通凝滞，恢复气行；即是血瘀，亦宜于活血剂中加入行气药，以增强祛瘀散结功效。

叶天士用于疏通奇经滞结有关方剂，对产后有瘀，轻则用交加散（《妇人良方》方：生地、生姜），以补阴温化；重则用回生丹（黑豆、红花、苏木、大黄、米醋、人参、川芎、当归、熟地、茯苓、香附、延胡、苍术、桃仁、蒲黄、乌药、牛膝、地榆、桔红、白芍、羌活、炙甘草、五灵脂、萸肉、三棱、良姜、木香、木瓜、青皮、白术、益母草、乳香、没药、马鞭草、秋葵子)。该丹为清代医籍中治疗产后体虚有瘀较通用之成方。《医宗金鉴》用治产后痈疽而有里热，《验所验》用治产后败血。对于奇经气滞瘀凝而有结块者，一般用葱白丸（熟地、白芍、当归、川楝子、茯苓、川芎、枳壳、厚朴、青皮、神曲、麦芽、三棱、莪术、干姜、大茴香、木香、肉桂、葱白汁）；结块疼痛较剧者，用乌鸡煎丸（乌骨雄鸡、乌药、蛇床子、丹皮、白术、人参、黄芪、苍术、海桐皮、红花、白芍、肉桂、附子、川乌、莪术、陈皮、熟地、延胡、木香、肉果、草果、琥珀）。

朱老于临证间，对奇经气滞瘕聚，主以青囊丸之香附、乌药。该方见于《韩氏医通》。《串雅内编》认为效著，乃走方铃医用以治妇人有病者。辛香温散，能开郁行气，宽胸止痛，配合郁金、枳壳、木香、川楝子等，颇获功效。如有瘀结，轻者加归、芎、红花、桃仁等祛瘀活血药；重则用血肉有情食血之虫类，如虻虫、水蛭等。但应用虫类宜为丸、为散，不宜汤煎。服时除掌握剂量外，更宜配补益脾胃、温养肝肾之品，务使攻补配合，攻不伤正，补不壅中，达到病去正复之目的。

2. 升陷固带之摄，治经络弛缓　带脉为奇经之总束，盖绕腰一周，提高其他诸脉。带脉固，经络功能正常；带脉弛缓，影响其他经络松弛，甚至导致内脏下垂。

带脉弛缓影响其他经络所致疾患，其主要有：

（1）子宫脱垂：都由于体弱气虚，带脉弛缓，复加操劳过度，以致子宫坠下。

（2）阴吹：带脉弛缓，冲任不固，气虚下陷，阴中气体喧扰。

（3）痿躄：带脉弛缓，引起跷、维不用，轻则腿膝无力，重则两脚痿躄。

（4）内脏下垂：身体虚弱，带脉弛缓，小腹内经络松弛，导致胃、肾等脏器下垂。

治疗应用补中益气、升陷固带法，以补养身体、固摄带脉。带脉巩固，诸脉受其提高，亦能恢复正常，诸恙遂愈。所以上述诸病虽征象各异，追溯其本，治疗则一，均主以补中益气汤。医籍中如妇人阴挺下脱，气虚下陷，主补中益气汤（《妇人良方》薛己按语）。叶氏治阴吹，谓：“胞门气虚，胃气下泄，乃有正喧之病，古人以膏发煎导之，今宜先用补中益气法，以升其气为妙”（《未刻本叶氏医案》）。陈士铎治痿，谓：“两足之弱，不能步履，人以为肾水之亏，不知非也，盖气虚不能运用耳。方用补中益气汤加人参、牛膝各三钱、金石斛五钱、黄芪一两治之，二剂即足生力，四剂可以步履矣”（《石室秘录》）。

朱老治疗内脏下垂，如胃、肾等下垂，均主以补中益气汤加减。而肾下垂兼有积水者，症呈腰溶溶若坐水中兼重如带五千钱状，则用补中益气汤加甘姜苓术汤（《金匮要略》方：甘草、干姜、茯苓、白术），温中举陷、利水化湿并重。

上例诸证应用补中益气汤时，朱老尚加入补益奇经之药，如巴戟天、狗脊、杜仲、续断、苁蓉、金樱子、菟丝饼之类，比单纯用成方有效。盖奇经之病用奇经之药，效更显著。

3. 血肉厚味之补，治奇经虚惫 《素问·阴阳应象大论》谓：“形不足者，温之以气；精不足者，补之以味。”盖病至奇经，缠绵难愈，每致形瘦肌削，精血枯槁。在这种消耗至严重程度时，单依靠草木植物之药，难以峻补；当用血肉有情厚味胶质之品，填补奇经，方能治精血之惫。

叶天士、吴鞠通等所用血肉有情之品，包括鹿茸、鹿角霜、龟甲、鳖甲、河车胶、紫河车、猪脊髓、羊脊髓、牛腿骨髓、阿胶、鹿鞭、鹿尾、乌骨鸡、羊腰子、鸡子黄、燕窝胶、羊肉、海参、淡菜、乳粉等。朱老在临证间所用，范围不若上列之广泛，但精择有效者引用，如若对证，功力颇宏。如胞宫发育不足，性欲淡薄之不孕症，以鹿角霜与紫河车同用；产后虚弱，恶露淋漓不止，则以紫河车与阿胶同用；营血虚亏或漏下不止，选用阿胶、龟甲、鳖甲胶；形瘦肌削则用牛、羊、猪骨髓或霞天胶（《韩氏医通》方：黄牯牛精血熬膏）；腿膝无力，则用鹿筋、虎骨胶；背寒下之虚惫，则用鹿茸、鹿角胶等为主，配合其他药品同用，获效确较显著。但此类药物究属厚味胶质，消化吸收较难，故使用时必须注意脾胃情况，宜加用健脾醒胃之品。

4. 腥臭脂膏之润，治秽带精枯　妇人久患秽带，血海枯涸，形瘦精槁，奇经亏损，吴鞠通主用腥臭脂膏之品，以酸甘咸之品，直达下焦。其理论根据为："下焦丧失，皆腥臭脂膏，即以腥臭脂膏补之"（《温病条辨·卷三》）。

吴氏提出此类疗法的典型方剂有二。用于阴虚者，为专翕大生膏（《吴鞠通医案》方：熟地、海参、萸肉、洋参、鳖甲、桂圆肉、鲍鱼、麦冬、白术、牡蛎、龟甲胶、茯苓、猪脊髓、乌骨鸡、莲子、沙苑蒺藜、芡实、羊腰子、阿胶、鸡子黄、白蜜）；用于阴阳俱虚者，为天根月窟膏（《温病条辨·解产难》方：鹿茸、乌贼骨、鲍鱼、鹿角胶、鸡子黄、海参、龟甲、羊腰子、桑螵蛸、乌骨鸡、茯苓、牡蛎、洋参、菟丝子、龙骨、莲子、桂圆肉、熟地、沙苑蒺藜、白芍、芡实、归身、小茴香、补骨脂、枸杞子、肉苁蓉、萸肉、紫石英、杜仲、牛膝、萆薢、白蜜）。

考腥臭脂膏疗法，实起源于《素问·骨空论》乌贼骨丸，其间用乌贼骨、藘茹合麻雀卵为丸外，饮以鲍鱼汁以增药力，治血枯精亏证。按鲍鱼气味辛臭性温，能厚肠补肝，充养气血，日人用治劳损，取其强壮之功。此外《别录》谓：可治“瘀血血痹，在四肢不散者”。可见尚有活血消结之效。《临证指南医案》谓：“饮以鲍鱼汁，利肠垢，和肝伤，取其臭秽之味，佐乌贼骨而辟秽宿积之血”，均称其兼有活血散积的效验。

朱老认为吴氏两膏乃治崩漏久带，膏脂丧失过多，以致形枯而所下之液清稀无臭味者为宜。至于临证间所遇形骸枯槁，带下腥臭色杂者，常兼内热，证属胞宫郁热，或痈肿溃烂，体虽虚弱而证属实。脂膏消耗枯涸而湿热未清，吴氏两膏于病情不合。盖徒然填补，随补随泻，病根未去，漏卮依旧。治疗宜秉《素问》乌贼骨丸法，取其养阴填精、消结止带之义。惟鲍鱼药铺未备，购买不便，煮烧麻烦，代以海藻、昆布，两味亦均海产，颇多粘胶，且为营养之品。配以乌贼骨、茜草炭外，复加入草本中有臭秽性味者，如鱼腥草、败酱草、墓头回等，并参照症状酌加黄芪、当归、甜苁蓉、白芍、土茯苓、川柏、薏苡仁、带柄菱壳（按：药店只备老菱壳，带柄菱壳须自备。老菱壳能收敛固涩，止带摄血，而带柄菱壳兼有消肿散结功效）等。蒸后气味浓浊，本乎浊者下降之义，以治下焦病症。

妇人癥瘕证治

妇人疾患通常是月经、带下、崩漏、胎前、产后等病，在一般论妇科病时，都环绕着这几种病作为中心的论述。对于严重影响妇女健康，危害妇女生命，沉痼难疗的腹中积聚病症——癥瘕，写作很少，这里就把这种病症提出来研究探讨。

（一）癥瘕的古代文献

《素问·平人气象论》说:“寸口脉沉而弱，曰寒热及疝瘕少腹痛；寸口脉沉而横，曰胁下有积，腹中有横积痛；……脉急者，曰疝瘕少腹痛。”《素问·玉机真藏论》说:“脾传之肾，病名曰疝瘕，少腹冤热而痛，出白，一名曰蛊。”《素问·大奇论》说:“肾脉小急，肝脉小急，心脉小急，不鼓皆为瘕。”《素问·骨空论》说:“任脉为病，男子内结七疝，女子带下瘕聚。”

《灵枢·水胀》说:“石瘕生于胞中，寒气客于子门，子门闭塞，气不得通，恶血当泻不泻，衃以留止，日以益大，状如怀子，月事不以时下，皆生于女子，可导而下。”

《金匮要略》论述:“妇人之病，因虚积冷积气，……血寒积结，胞门寒伤，经络凝坚。……妇人少腹满如敦状，小便微难而不渴，生后者，此为水与血俱结在血室也，大黄甘遂汤主之。……妇人经水闭不利，藏坚癖不止，中有干血，下白物，矾石丸主之（尤在泾注：敦音对，古盛食之器；少腹满如敦状者，言少腹有形高起，如敦之状）。”

隋·巢元方《诸病源候论》有积聚、癖病、疝瘕、癥痞、八瘕等候。

唐·孙思邈《千金方》有积聚、血瘕、癥结、癥瘕、肉癥等名。

唐·王焘《外台秘要》有八瘕、肉癥二目。

宋·陈自明《妇人大全良方》分痃癖诸气、疝瘕、八瘕、腹中瘀血、癥癖、食癥、血癥诸门。

明·王肯堂《六科准绳》把诸书所载名目归纳起来，列积聚癥瘕总目，总论症状。他说:“古方有五积、六聚、七癥、八瘕之名，五脏之气积，名曰积，故积有五；六腑之气聚，名曰聚，故聚有六，……若夫七癥八瘕，则妇女居多，……夫癥者坚也，坚则难破，瘕者假也，假物成形。……妇人癥瘕，并属血病，……宿血停凝，结为痞块。”痃者在腹内近脐左右，各有一条筋脉急痛，大者如臂，次者如指，因气而成，如弦之状，故名曰痃。癖者僻在两胁之间，有时而痛，故名曰癖。疝者痛也。瘕者假也，其结聚浮假而痛，推移乃动也。八瘕者，黄瘕、青瘕、燥瘕、血瘕、脂瘕、狐瘕、蛇瘕、鳖瘕。积在腹内或肠胃之间，与脏气结搏坚牢，虽推之不移，名曰癥，言其病有形可征验也。气壅塞为痞，言其气痞塞不宣畅也。伤食成块，坚而不移，名曰食癥。瘀血成块，坚而不移，名曰血癥。若夫腹中瘀血，则积而未坚，未至于成块者也，大抵以推之不动为癥，推之动为瘕也。至于疝与痃癖，痛即现，不痛即隐，在脐左右为痃，在两胁之间为癖，在少腹而牵引腰胁为疝。恐学者一时难了，未免淆滥，故总叙而条析之。

从上述所论的癥瘕文献来分析，很难明确症状病原和治疗的法则，因为古人从字义上虽然把癥瘕的定义说得明显——癥是推之不动的，瘕是推之能动的，然而如《诸病源候论》、《外台秘要》所述八瘕的名目、描写的症状，却又不按这个定义，因此我们很难鉴别这许多病候。癥既然是推之不动，是属实质的，用药宜于攻泻，瘕是推之可动，或者聚散不常，那是属于气体的，用药宜于行气，但是关于八瘕的治疗方药，很多是破血攻瘀，弄得后人在临床上难以掌握。定义不明，则诊断不确，诊断不确则治疗不能肯定，所以本文按方书所载，把各类的症状、病因、治疗归纳起来，分别比拟，总结出明确的病候、有疗效的方剂，这是本文的中心工作。

（二）属于癥的病候

1. 血癥　寒温失节，脏腑气虚，风冷在内，饮食不消，与血相结，渐生颗块，盘牢不能移动，宜大黄煎。

2. 食癥　月经来时，食生冷之物，不能消化，结聚成块，日渐长大，盘牢不移，宜乌药散。

3. 痃癥　痃者在腹内近脐左右，久有筋脉急痛，大者如臂，次者如指，因气而成弦之状。癖者僻在两胁之间，有时而痛，宜麝香丸。

4. 癥痞　饮食失节，脾胃亏损，积于腹中，牢固不动，故名曰癥，气道壅塞，故名曰痞，得冷则发，宜穿山甲散。

5. 肉癥　脐下结坚大如杯，月经不通，寒热往来，下利羸瘦，宜生地黄煎。

（三）属于瘕的病候

1. 黄瘕　由产后血气未定，或当风便利，关节中于风湿，邪从下于阴中，积留不去，在胁下有结气，拒按，经行不利，阴中刺痛，淋露黄汁，宜皂荚散。

2. 青瘕　新产起行，浣衣太早，又犯风湿，恶血不除，聚于两胁下，藏于背膂，骨内疼痛，手不能举，洒淅恶寒，烦闷结热不散，月经闭，或经行量多，崩中不禁，下青汁，宜青瘕坐导方。

3. 燥瘕　腹中瘕块大于半杯，痛连两胁，上引心而烦，喜呕吐，腰背重、足酸、遗溺，月经闭止。病由月经未净，或举重汗出，或因恚怒，月经与气相搏，反快凉饮，有热则成燥瘕。宜燥瘕方。

4. 血瘕　横骨下有积气，坚如石，少腹急痛，背疼，腰腹疼痛，不可俯仰，阴中若有风凉，月经来止不常。病由月事中止，饮食过度，五谷气盛，溢入他脏，或大饥寒，呼吸未调，而自劳动，血下未定，左右走肠胃间，留络不去，内有寒热，与月经合会而成。宜桃仁煎。

5. 脂瘕　小腹重，腰背如刺，四肢不举，卧不安，左右走腹中，痛时少气、头眩，身体懈怠，苦寒恶风，二便血，月事来止不常，精血杂下如膏。病由月经初来，或生未满而交，胞门伤，子户失禁，节关散，脏腑津流，阴道瞤动，百脉四解，子精与血气相遇，不能成子而成"脂瘕"。宜脂瘕导散方。

6. 狐瘕　心神恍惚，四肢振寒，体倦神散，少腹滞，阴中肿，小便难，胸膈腰背痛，气盛，善食，多所思，如有身状。病由经来悲忧或惊恐，且受湿，邪入阴里不去而成。

7. 蛇瘕　在脐上下或左右胁有痞长成蛇形，不得吐气，上蚀心肝，少腹热，膀胱引阴中痛，腰痛，两股胫间痛，时寒热，月水或多或少。病由月经未止，阴阳未平，饮污井之水，食不洁之物，留脏不去而成。

8. 鳖瘕　形如小秤，小腹切痛，左右走，上下腹中痛，持之跃手，下引阴里痛，腰背亦痛，不可以息，月事不通。病由月水未止，其人作劳，适受风湿，五内消脱，或沐浴不以时出，而神不宁，水气与邪气俱入，留肚不去而成。

以上所谓八瘕，各书都有记载，此外还有疝瘕、石瘕二名。

9. 疝瘕　腹中有痞作痛，两胁妨闷，心腹疼痛，推移则动，黄瘦尪羸。病由气血劳伤，风冷入腹，与血相结，或由月经产后，胞中有恶血，复为邪结而成。宜干漆散。

10. 石瘕　腹中结块，状如怀子，推移不动，且多坠小腹，月事不下。疼由寒客下焦，血气俱为所闭，宜见晛丸。

（四）总结

综合古代文献中，关于"癥瘕"的疾患，含义实在混淆，分目很多，形状类似，病原亦无多出入。"食癥"是由消化道引起，不可能积聚成块，八瘕的病候同为新产受风冷，而分黄、青两瘕，"血癥"、"肉瘕"无多分别，"狐瘕"是描写腹有结块而具精神病状，"蛇瘕"、"鳖瘕"以想象结块的形状而强调分出两名，所以"八瘕"之名，实在不合理。金末张载人早就认为它是不对的。又"石瘕"之名，始见于《内经》，腹中结块，一定是硬的，所以名"石瘕"。既然石硬结块，不名"癥"而名"瘕"，可知"癥"、"瘕"之义古来是含混的。这些疾病，当是现代的子宫及卵巢瘤肿、癌症之类。古书中还有所谓"肠覃"，由于寒浊凝结，日久便生息肉，始如鸡卵，大如怀胎，按之坚，推之动，月经照常，与石瘕类似，古人以为是肠中病，另立名目。

归纳这些疾病的形成，有下列几点：①产后受风寒；②经行时中寒；③寒湿下受；④产后及经期中饮食寒温失调。

由于上述原因，因而血脉凝泣，经络留滞，隧道闭塞，无论癥与瘕，都不出以上范围，症状小异而另立项目，徒乱人意，所立治方，大部分是破血消瘀、温中行气，很多可以彼此互用。因此我们对于妇人癥瘕的药治，应当肯定一个原则，就是：①衡量各个人的体力；②观察病症的深浅；③诊断结块的固着与移动，然后定治疗的方针。

薛立斋、罗谦甫都主张养正气，调营卫，补脾胃；先之以消导疏散，然后再议攻下。张洁古说："养正积自除。"李东垣说："人以胃气为本，治法当主固元气，佐以攻伐之剂，必需待岁月，若期速效，投以峻剂，反致有误也。"

古人审察病机，考虑体质的强弱而治疗，是很有经纬的，但不论癥或瘕，属有形有质，可用破血消瘀类药，假使不敢攻下，病不可除。若无形无质，气撑作痛聚散不常的，是当以行气和中为主治。各种癥瘕的方药，实在名目繁多，有许多是不合理的。以本人经验来说，乌药散、桃仁煎、穿山甲散、干漆散最为合理，青瘕、脂瘕等外用坐导方，未必可用，外贴阿魏膏方为良，各方附列于下。

乌药散：乌药、莪术、桂心、当归、桃仁、青皮、木香各等分，共为末，每服6克，热酒调下。

桃仁煎：桃仁30克、大黄30克、虻虫30克（炒）。朴硝另研30克，醋二升半煎取半升，下大黄、桃仁、虻虫搅煎至囊丸，下硝出之搅匀为丸，梧子大。前一日不吃晚饭，五更温水下五丸，日午下如赤豆汁，或如鸡肝虾蟆衣状，未下再服。如鲜血来，以调补气血药补之。气虚血弱者忌用。

穿山甲散：穿山甲（炒燥）、鳖甲（醋炙）、赤芍、大黄（炒）干漆（炒令烟尽）、桂心各30克，川芎、芫花（醋炒）、归尾各15克，麝香7.5克（另研）。上药为末，每服3克，酒调服。

干漆散：干漆（炒）、木香、芫花（醋炒）、赤芍、桂心、当归、琥珀（研）、川芎各15克，大黄（炒）30克，牛膝22.5克，桃仁30克，麝香7.5克。研末。每服3克，不拘时下。

外治方：阿魏膏治一切痞块。方药：羌活、独活、玄参、官桂、穿山甲、生地黄、两头尖、大黄、白芷、天麻各15克，槐柳桃枝9克、红花12克、木鳖子10枚（去壳）、乱发一团如鸡子大（制法从略）。

其他如调气、补血、养心、健脾等，应随宜而配合的方剂不录。

按：癥瘕病候，现代所谓子宫及卵巢瘤肿、癌症之类，癌症难治，瘤肿有可以消散的，本人曾治张某一例，即有瘤肿可能。

张某32岁，是某厂女工。生产第4胎，将满月时，左腹角酸痛。该厂医务室诊断，发现子宫处有硬块，嘱往某医院检查（1954年11月15日）。该院初步诊断，为子宫外有瘤，拟住院作外科手术，病人不同意。3个月后，病势转剧，疼痛不能俯仰，恶寒潮热，形瘦胃呆，盗汗等等。12月24日来我处求治。此即古代的癥癖，予以温散和中、破血行瘀法，取桃仁煎意。前后8诊，历时40天，其癥完全消失。举出这个实例，以证实我们祖先遗传下来的方法，是有实验疗效的。